Ayuno Intermitente

Libro de cocina con recetas sencillas y deliciosas para
reducir el peso, retardar el envejecimiento y tratar todas
las enfermedades autoinmunes crónicas

Pelayo Hernando

TABLA DE CONTENIDOS

Introducción

Nuestros antepasados seguían el ayuno intermitente. Tener un suministro continuo de alimentos disponible es normal para nosotros los humanos modernos. Después de todo, siempre hay algo que nuestro corazón desea en el supermercado. Por supuesto, nuestros antepasados que vivían como cazadores y recolectores no lo hicieron. Siempre había días en que no había alimentos sólidos disponibles antes de que los humanos se volvieran sedentarios y aprendieran a cultivar la agricultura y el ganado.

Hoy en día, eso suena bastante dramático para nuestras orejas dañadas. Sin embargo, los días de ayuno involuntario no causaron dolor. En caso contrario.

El organismo se alivia y se fortalece.

A muchas personas les resulta difícil controlar o incluso reducir su ingesta de alimentos, a pesar de que se sabe que la sobrealimentación promueve las enfermedades cardiovasculares y se asocia con mayores tasas de enfermedad y muerte.

Por esta razón, muchas investigaciones han vuelto a centrarse en la dieta de nuestros antepasados. Uno quiere saber si los efectos de la dieta de la vida dietética pueden ocurrir incluso sin reducir la ingesta de alimentos. Varios estudios han llegado a la conclusión de que solo un ritmo de ingesta de alimentos alternativo (alterno) puede reducir los factores de riesgo cardiovascular, proteger contra enfermedades degenerativas del sistema nervioso y mejorar la salud de muchas maneras. Este ritmo de ingesta de alimentos se conoce como ayuno intermitente.

Este patrón de ayuno no describe un tipo particular de ayuno, pero muestra un ritmo de alimentación específico. En comparación con el ayuno real, usted come muy bien, pero solo en ciertos momentos y especialmente en ciertos intervalos. Se alterna con intervalos regulares de ingesta de alimentos. Esto reduce el riesgo de enfermedades relacionadas con la edad, lo que ayuda a perder peso y le permite vivir más tiempo.

El ayuno intermitente también se puede realizar diariamente, es decir, ayunar durante 16 o incluso 20 horas todos los días. Con frecuencia, esta variante es mucho más fácil para los principiantes que la primera. Puede dejar de comer alimentos sólidos durante todo el día, pero puede dejar de comer durante 8, 6 o 4 horas. Durante el resto del día, no debe consumir bebidas ni alimentos con calorías. Naturalmente, no debe comer constantemente durante estas 4 a 6 horas; en cambio, debe comer dos comidas y, en cualquier caso, evitar comer demasiado.

Este libro les enseñará los beneficios del ayuno intermitente y cómo comenzar a hacerlo hoy mismo para mejorar su salud en general. La decisión que tome hoy afectará su salud en el día siguiente.

Luego, siéntese y relájese para liberar su mente de la confusión y leer con atención.

¿Cuál es el propósito del ayuno intermitente?

¿Cuántos días tengo que estar sin comer cuando las personas escuchan la palabra ayuno y se asustan? Es una duda y un miedo que todos sienten, y no es más que el resultado de la desinformación. Sin embargo, aquellos que conocen el tema saben que es una restricción de alimentos por algunas horas. Estas personas a menudo ven el ayuno intermitente como una forma de perder peso rápidamente: ¡un mes y perderé diez kilos! No hay nada más falso que esto; el ayuno intermitente no es una dieta y tampoco es pasar hambre por dos días.

Comencemos con la pregunta de qué consideramos una dieta. Entonces, ¿cuál sería la idea correcta de dieta? Este par de preguntas seguramente no se te han ocurrido.

Respondamos a la primera pregunta: cuando se piensa en dieta, la mayoría de las personas se imagina un régimen para bajar de peso. Eso es lo primero que viene a la mente, aunque sea por instante, junto con frutas y vegetales. ¿correcto?

La dieta generalmente se asocia con efectos negativos emocionales y sociales. La gente comienza a mirar el cuerpo de alguien cuando está en una reunión de amigos y dice que no puede beber cerveza porque está en dieta. Al menos que esto sea muy evidente, eso es lo que quieren verificar. Los gestos de las personas suelen ser aburridos, como "ahora no beberá" o "qué aburrido/o". Las personas a nuestro alrededor tienden a sabotear el proceso de diferentes formas cuando nos encontramos en un régimen dietético, y es por eso que la dieta se ve como algo restrictivo y algo que ocurrirá durante cierto periodo de tiempo. Parece que la dieta es una solución an un problema que tiene una fecha de vencimiento. "No seguirás una dieta toda la vida", "vuelve a comer mañana". ¿Cuántas veces no oíste estas palabras?

Debemos comenzar a considerar la importancia de una dieta tanto para nosotros como para nuestro entorno. La dieta siempre se considera algo difícil, una forma de limitarse a sí mismo, comer alimentos inapropiados, esfuerzo y lágrimas. Considerando emocionalmente, estar en un régimen de dieta nos hace sentir cansados, estresados, cansados y ansiosos. La idea de que no puedes comer esa galleta solo aumenta tu deseo de ella y te hace sentir más presionado para romper tu dieta o seguirla al pie de la letra. el malestar corporal causado por un cambio de dieta y un déficit calórico. Todo esto provoca una gran cantidad de tensiones emocionales que, en ocasiones, desembocan en atracones y en el abandono de la dieta para un mejor momento.

¿Es la dieta o cómo la percibimos el problema? La dieta es simplemente la comida que se elige de una manera específica. Eso es todo. La dieta no te obliga a hacer nada y tampoco te presiona para seguirla o bajar de peso. Todas esas sensaciones y emociones negativas son causadas por ti o tu entorno, no por la dieta. Entonces, ¿qué es exactamente una dieta? La segunda pregunta que debemos responder es esta.

Como ya hemos mencionado, la dieta no es más que el conjunto de comidas que consumes durante el día o a lo largo de los días. ¿Siempre es saludable seguir una dieta? No, por supuesto.

Si alguien come una hamburguesa de comida rápida todos los días durante una semana, podríamos decir que durante ese tiempo ha estado siguiendo una dieta poco saludable. Como la dieta solo incluye alimentos. ¿La dieta ayuda a perder peso? ¿Es la dieta saludable, no? No es necesario.

La importancia de prescindir de esta palabra radica no solo en su significado teórico, sino también en su aplicación en la vida cotidiana. Al decir dieta, nos estamos imponiendo todo el significado emocional y social que conlleva cuando queremos bajar de peso y nos proponemos seguir ciertos parámetros. Para mejorar nuestra relación con la comida y el peso, lo ideal es comenzar por comprender que esto puede ser menos difícil.

La dieta tiene un significado más general, como ya sabemos, lo que buscamos no es hacer "dieta", sino cambiar nuestros hábitos alimenticios, a veces por largos períodos de tiempo, otras veces por cortos, y a veces, o lo ideal, hacerlo de por vida.

Todas las personas tienen una dieta que se basa en comida chatarra o en vegetales y legumbres. El objetivo es seguir una dieta que nos ayude an adelgazar y estar saludables, como reducir el consumo de azúcar, aumentar el consumo de proteínas, moderar el consumo de carbohidratos y reducir el consumo calórico diario.

Sí, parece fácil, pero muchas personas necesitan ayuda para bajar de peso. Las dietas tradicionales con una buena alimentación y ejercicio a veces no funcionan para ciertas personas, quizás aquellos que tienen un estilo de vida saludable estable encuentran que perder grasas es más difícil, o las personas con un metabolismo muy lento o los obesos. Aunque no discutiremos estos temas, podemos decir que el ayuno intermitente es una solución ideal para la pérdida de peso.

Este método de alimentación se basa en dividir tu día en dos partes: una parte durante la que comerás y otra parte durante la que no comerás.

Nada es tan fácil; hay ciertos estándares que debemos seguir para lograr un buen resultado; por ejemplo, el ayuno intermitente tiene cuatro etapas o estaciones, de las cuales puede elegir la que sea más cómoda para usted.

Antes de hablar de las estaciones, es importante mencionar que las horas de ayuno durante el día, es decir, las horas en las que no comemos nada, son completamente adaptables a tu estilo de vida. Por ejemplo, si trabajas de noche y por lo tanto tu horario de comidas es nocturno, esto funcionará perfectamente para ti. También es posible que las personas a las que no les gusta desayunar o cenar puedan ajustar su horario para que su ayuno comience o termine en una hora específica. Recuerda que la cantidad de horas que dormimos durante el día es esencial para este ayuno. Si hemos dormido durante ocho horas, significa que ya hemos hecho ocho horas de ayuno durante ese día, por lo que te quedarían mucho menos horas para comer. La ventaja del ayuno intermitente radica en que te permite dormir continuamente mientras sigues el régimen.

El ayuno de 14 horas/10 horas de ingesta es normalmente lo que hacen los principiantes al comienzo. Cuando se considera simple, 14 horas de ayuno suenan bastante difíciles, pero realmente no es tan difícil y el cuerpo puede adaptarse rápidamente an este horario. Si tu última comida fue a las ocho de la noche, tu próxima comida es a las 10 de la mañana. Como verás, solo sería un pequeño retraso en la hora normal de desayuno, que normalmente es a las 8 o 9 de la mañana.

El desayuno dura 16 horas y la ingesta dura 8 horas. Dado que tiene un equilibrio perfecto y las personas no se sienten tan cansadas como en las estaciones siguientes, este es uno de los más recomendados.

Ayuno de 18 horas y consumo de 6 horas. Este régimen es un poco más estricto, con solo 6 horas de ingesta de alimentos al día. La mayoría de las personas no se sienten cómodas con este régimen porque suele requerir mayor aguante de hambre o ansiedad. Por lo tanto, es importante primero optar por uno de los anteriores antes de comenzar directamente con este régimen.

Ayuno de 20 horas con 4 horas de comida. Finalmente, tenemos al más riguroso de todos, que tiene un período de consumo bastante limitado en el que es difícil comer más de una comida grande. Las personas que suelen experimentar esta estación son aquellas que han estado haciendo un ayuno intermitente durante mucho tiempo. Pocos logran alcanzar este nivel debido a que implica un consumo reducido de alimentos y suele resultar en una gran fatiga debido a no estar acostumbrado o apto. Pasar por la estación anterior es crucial para realizar este. Para evitar un shock en su organismo, es importante avanzar gradualmente en la reducción de horas de ingesta.

Ya sabemos qué es el ayuno intermitente, pero puede estar

preguntando: ¿qué es bueno con eso? ¿Importa cuántas horas se queda sin comer? ¿Por qué eso ayudará a perder peso? Ahora discutiremos eso.

Argumentos Contra el Ayuno Intermitente

Es esencial romper algunos paradigmas y reconocer que nuestro mundo nos ofrece algunas cosas que nos impiden hacer algo así, aunque esto pueda parecer descabellado. Lo primero es que crecimos en un mundo donde no se nos enseña que el desayuno es la comida más importante del día, debemos comer tres comidas principales y comer es un acto de comer, la evidencia nos ha demostrado que ir un poco más allá Este paradigma no es malo para la salud y la falta de comida ocasionalmente no es malo. Puede ser beneficioso. el segundo paradigma están los otros profesionales de la salud en la mayoría de las escuelas de medicina no se da una formación en ayuno intermitente y les enseñan o antes a no conocer la presencia de este como un método de pérdida de peso creemos que no es adecuado y que podría ser no saludable por tanto es necesario tener en cuenta que no todos los profesionales te lo van a recomendar y que en el caso de hacerlo donde tengan conocimiento pleno de estate técnica de reducción de peso la introducción del ayuno intermitente debe ser de manera gradual y es importante que antes que lo consideres conozca los efectos adversos básicamente hambre, irritabilidad, reducción en la capacidad de concentrarse, son los que ocurren principalmente cuando nos sometemos an un plan de alimentación de este tipo pero estos efectos no se van a dar por siempre normalmente duran unas cuantas semanas hasta un mes mientras nuestro cerebro se adapta an ellos y como parte de nuestro ayuno intermitente debemos dejar atrás algunos mitos el primero de ellos es que hacer ayuno intermitente quemara mi músculo en la mayoría de las personas que tienen obesidad esto no va an ocurrir realmente sólo puede ocurrirse un porcentaje de grasa muy bajo estima que es un porcentaje de grasa por debajo del 5% El resto de los casos se deben a diferentes mecanismos, como un aumento de la hormona de crecimiento que puede proteger nuestro músculo y hacer que en los períodos de ayuno la fuente de energía sea la grasa. El segundo método es que nuestro cerebro dejará de funcionar inicialmente, puede haber irritabilidad y reducción de la capacidad de concentrarse, pero nuestro cerebro está bien adaptado a recibir solo glucosa como fuente de energía. En tercer lugar, hay una creencia errónea de que un ayuno hace que nuestro metabolismo se vuelva más lento. Sin embargo, si lo hacemos correctamente, no debería ser así. Además, nuestro cuerpo libera hormonas como la epinefrina para mantener nuestro metabolismo activo y evitar que se vuelva más lento. Un último mito es que un ayuno puede causar hipoglicemia o bajones de azúcar, an excepción de los diabéticos. Esto se debe a que tenemos mecanismos hormonales reguladores que aumentan una serie de hormonas contra reguladoras como el cortisol, como el glucagón y la hormona de crecimiento, que se encarga de equilibrar los niveles de azúcar y evitar que disminuyan cuando la glucosa no está disponible. Para hacer ayuno intermitente debemos volver a las bases donde la insulina es una de las hormonas principales para hacernos ganar peso y existen dos mecanismos de las que debemos impactar el primero es controlar nuestra alimentación y hacer un cambio total en esta debemos eliminar por completo todas las harinas que puedan elevar la insulina de manera súbita nos referimos a las harinas a las bebidas azucaradas que tienen algo llamado índice glicémico alto una vez hagamos una regulación de esto preguntémosle ingesta de proteínas y aumentamos la fibra del vegetales especialmente de fibra estamos listos para empezar la segunda fase segunda fase está enfocada en el ayuno porque básicamente una persona obesa tiene algo llamado insulinoresistencia y es aquí donde hacemos cuenta que la insulina es una llave que tiene la capacidad de abrir una puerta para que la glucosa entre los tejidos cuando insulinoresistencia esta puerta no se abre de manera completa y es así como la insulina tiene que abrir diferentes puertas adicionales que se abren parcialmente para que la misma cantidad de glucosa que entraba por una puerta pueda pasar a los tejidos es así como el ayuno intermitente ayuda a cortar este ciclo y hace que la respuesta insulina nuevamente se regule y así no haya un estímulo excesivo de esta que lleva finalmente obesidad. Con todo esto dicho, llega el momento de ir al grano: hacer ayuno intermitente como lo he dicho debe ser guiado por un profesional de la salud, especialmente para personas con enfermedades como presión alta, colesterol alto, diabetes y cáncer. El objetivo del ayuno es llegar a 16 an 18 horas al día de manera gradual dos o tres veces por semana y finalmente llegar a 16 an 18 horas durante casi todos los días de la semana. El método tradicional para ayunar es dejar la cena como la última cena de la noche y comenzar an ayunar durante toda la noche sin comer el desayuno y posteriormente no comer nada antes del almorzar. Por lo tanto, durante este período está permitido consumir líquidos, como agua, té y café sin azúcar, y algunas personas que tienen bajos niveles de sodio pueden tomar caldo de hueso o caldo de pollo para obtener suficiente sodio. Es importante tener en cuenta que los caldos de gallina que venden en cubos o los caldos que se preparan para calentar en la casa no pueden usarse para esto porque contienen aditivos en el caso de los diabéticos, las personas hipertensas o aquellos que deben tomar medicamentos con estómago lleno para evitar irritación gástrica Si es necesario tomar una dosis durante un ayuno, se recomienda comenzar con una ingesta de algunos vegetales ricos en fibra antes de comenzar a tomar el medicamento. De esta manera, el estómago estará lleno y se podrá tomar el medicamento que se necesita en ese momento. Como mencioné anteriormente, es permitido consumir líquidos durante el ayuno con el objetivo de evitar la deshidratación. Puede tomar tanto agua como café y cuánto te desee, siempre y cuando sean naturales y no tengan azúcar añadido. En el café se pueden agregar pequeñas cantidades de leche o crema para ayudar, pero mientras menos agreguemos, mucho mejor. Es necesario evaluar el aporte de nutrientes de su dieta si su médico le indica un ayuno intermitente prolongado. En la mayoría de los casos, no es necesario complementar con vitaminas; sin embargo, para aquellos que estén en déficit o que tomen medicamentos como metformina, Orlistat, que pueden alterar la absorción de vitaminas, es necesario complementar con vitaminas en pastillas durante los periodos de ayuno intermitente.

En el ayuno intermitente, hay momentos específicos en los que puede comer, pero hay algunos mandamientos importantes que debes seguir cuando comas. el primero es que no puedo haber bebidas azucaradas, el segundo es que no debe haber harinas que sean altas en índice glicémico, se debe regular la cantidad de la porción de las proteínas aumentar la ingesta de vegetales que sean altos en fibras y mantener hidratación constante como lo dije anteriormente del ayuno intermitente puede empezar haciendo los tres veces por semana esas tres veces no deben ser en días continuos debe haber un día de descanso donde comamos dieta completa al siguiente día esto puede empezar haciendo que la cena sea nuestra última comida pasando toda la noche sin alimentos al siguiente día no desayunamos y en medio de la mañana una porción de almendras o nueces de macadamia es muy buen snack para empezar a romper lentamente desayuno para después almorzar luego en fases más avanzadas empezamos an eliminar esa snack de la mañana empezamos a hacer que el ayuno sea el de la cena de la noche anterior hasta el almuerzo del siguiente día es muy importante que el hecho de que hayas ayunado no te da el derecho a comerte el doble de comida cuando rompes desayuno de hecho este debe ser de manera gradual porque comer grandes cantidades puede irritar tu estómago y recomendaciones que te sirva una porción normal de alimentos a la hora de romper el ayuno y que empieces primero con la ensalada y con líquidos claros para adaptar tú y posteriormente ya comas el resto de esta comida; en un programa de ayuno intermitente en una persona promedio estos objetivos deben ser buscados en cuatro meses Durante el primer mes, intentaremos mantener al menos 5 días de ayuno y un período de alimentación de 10 horas. El mes siguiente, intentaremos mantener un período de alimentación de 10 horas. En el siguiente y tercer mes, seguiremos buscando 5 días de ayuno pero el período de alimentación se limita an 8 horas. Vamos an estar tomando este período de alimentación de solo 6 horas y vamos an ayunar 5 días a la semana durante el cuarto mes. Buscamos mantener el período de alimentación de 6 horas ayunando el resto del tiempo. Pasamos de llenar 5 días a hacerlo los 7 días de la semana. Esta última meta requiere mucha motivación y disciplina. Por lo tanto, es esencial que siempre estés acompañado por un experto que te asesore que te motive y te ayude a lograr los resultados que buscas. Es importante entender que no todas las personas logran hacer el ayuno de esta manera, a pesar de todos los beneficios que ofrece, es aceptable tener puntos intermedios, ya sea por unos días a la semana o por menos horas de ayuno por día.

Si se levantan a las 7 a. m., lo ideal es que se hidraten primero tomando un vaso de agua fresca. También recomiendo tomar 2 cucharadas de sidra de manzana. Pueden agregarles agua y zumo de limón. Uno de los muchos beneficios del vinagre es que permite que el cuerpo use las grasas como fuente de energía, ayuda a convertirlas en azúcar y facilita la digestión. Si vas al gimnasio en la mañana, puedes ir en ayunas sin comer nada, sin marearte ni caer en estado crítico. Tu cuerpo consume toda la grasa de la noche, por lo que no te mareas ni caes en estado crítico. Si no desayunas, te recomiendo tomar una taza de café o té con un poco de endulzante artificial entre 9 y 10 de la mañana. También puedes hacer ejercicio mientras estás en ayunas. Si eres una persona que prefiere comer alimentos ricos en grasas y cetogénicos como el tocino con huevos revueltos tradicional, panqueques fritos con bayas y crema batida, aguacates rellenos con salmón ahumado, etc. Cuando hago el ayuno intermitente, prefiero no desayunar, pero les traigo un ejemplo para aquellos que prefieran el desayuno: no le recomiendo fruta alta en azúcar ni cereales de caja; estos alimentos son altos en azúcar y aumentarán su glucosa e insulina, lo que les hará sentir más hambre. Para el almuerzo, puede preparar una hamburguesa cetogénica baja en carbohidratos y rica en grasa; en mis primeros meses de ayuno intermitente, las infusiones con agua con una pizca de limón y apio me ayudaban a disminuir el hambre y mantenerme hidratado; o puede seguir haciendo té, agua o alguna infusión de agua mineral con saborizantes naturales. El pollo con verduras asadas de tres colores es otra opción. Además, hay una pizza de coliflor baja en carbohidratos con pimientos verdes y aceitunas.

Para la cena a las 6 o 7 de la noche, les recomiendo una variedad de ensaladas con muchos colores. Mientras más calorías tenga la ensalada, más variedades de vitaminas y minerales tendrá; por ejemplo, las hojas verdes son ricas en vitaminas A, C, ácido fólico y magnesio; los vegetales rojos, como el pimiento y el tomate, son ricos en potasio; y la ensalada de pepino, tomate, aguacate y otros vegetales son ricos en potasio. Si decide agregar pechuga de pollo an esta ensalada, el cilantro y los pepinos le dan un sabor crujiente y fresco. La ensalada de camarones rostizados con vegetales es otra de mis ensaladas favoritas; tiene un sabor muy fresco y variado gracias a la mezcla de camarones y vegetales rostizados.

¡Es común un ayuno!

Más de mil millones de personas ayunan cada año, y esta práctica es ancestral. Todas las grandes religiones han incorporado periodos de ayuno en sus prácticas desde hace varios milenios. En cuanto a la alimentación, nuestro cuerpo es capaz de adaptarse a situaciones extremas; tenemos una capacidad de adaptación fenomenal, que lamentablemente nos sirve en nuestra sociedad moderna de abundante comida. No es necesario retroceder mucho en la historia para encontrar momentos en los que las personas no tenían acceso permanente an alimentos abundantes. Incluso sería adecuado visitar algunas áreas del planeta donde la crisis alimentaria persiste en la actualidad. Como resultado, es esencial para la supervivencia de nuestra especie poder soportar prolongadas hambrunas, por lo que almacenamos principalmente grasas y una variedad de otros nutrientes. Y cuando termina la comida, usamos esa grasa.

Por lo tanto, la grasa de nuestro cuerpo sirve como combustible para los períodos de abstinencia y como una forma de no "desperdiciar" lo que comemos en exceso. Las personas que engordan fácilmente tienen algún tipo de ventaja genética para la supervivencia que se convierte en una desventaja en situaciones de abundancia alimentaria.

Alimentos abundantes

Nuestros antepasados tuvieron que lidiar con períodos de fiesta y períodos de hambre de manera cíclica. En algunos lugares de Europa, hubo una hambruna durante la Segunda Guerra Mundial. En Noruega, por ejemplo, la tasa de mortalidad por problemas cardíacos disminuyó significativamente durante este tiempo.

Aunque no podemos establecer una conexión directa con el ayuno, doy este ejemplo para decir que la falta de alimentos puede ser beneficiosa para la salud en algunos casos. El problema es que la comida está disponible de forma permanente, en cualquier lugar y sin ningún esfuerzo especial en la actualidad. En la dieta occidental, esta situación obliga a nuestro cuerpo a permanecer en un estado de almacenamiento, nunca teniendo la oportunidad de deshacerse de la grasa acumulada. Además, cuando el metabolismo funciona correctamente, podemos cambiar fácilmente entre los modos de almacenamiento y reducción de existencias.

¿Por qué es importante ayunar para perder peso?

En resumen, funciona y el ayuno tiene muchos beneficios para la salud.

"Carta sobre la corpulencia, dirigida al público" de William Banting, publicado en 1875, fue el primer libro de dietas de gran éxito. La obesidad ha existido desde siempre y se puede afirmar que está aumentando an un ritmo comparable al número de kilos que se eliminan a través de dietas. Entonces, no es un tema nuevo y existen numerosos métodos, cada uno de los cuales es más o menos efectivo. ¿Cuál es la razón detrás del ayuno intermitente? Certos medios describen el ayuno como una simple dieta de moda que tendrá su día como los demás y luego desaparecerá para vender su estiércol. Aquí está la razón por la que el ayuno se está volviendo cada vez más popular. Durante los últimos treinta años, una gran cantidad de investigaciones científicas han demostrado que es superior a las dietas bajas en calorías.

Es mejor que seguir una dieta mantener los músculos

Es importante tener en cuenta que perder peso sin perder músculo es esencialmente imposible. Para maximizar la pérdida de grasa, reduzca la pérdida de masa muscular. Los deportes, la dieta y el ayuno pueden ayudarlo. El ayuno y las dietas bajas en calorías se comparan para perder peso en este estudio. El ayuno te ayuda a perder mucho peso, pero te ayuda a mantener tus músculos más saludables, lo que te hace perder más grasa.

El ayuno es una excelente manera de acelerar el aumento de masa muscular porque estimula la producción de la hormona del crecimiento, que es necesaria para el desarrollo muscular.

reducir el hambre

El impacto del ayuno sobre el hambre y los antojos es otro aspecto que realmente diferencia al ayuno de las dietas. La primera semana de mi ayuno intermitente tuve mucha hambre, pero con el paso de los días he notado que es una sensación fugaz y está disminuyendo con el paso de los días.

Se ha demostrado repetidamente que las dietas hacen que te sientas más lleno. Esto está relacionado con su efecto sobre las hormonas leptina y grelina, que regulan la saciedad y el hambre. Te explicaré cómo el ayuno tiene un impacto mucho mejor sobre estas hormonas, lo que significa que perderás peso mientras reduces tu hambre.

efectos sobre la leptina

La hormona de la saciedad, que se produce por nuestras grasas, regula nuestro metabolismo y le dice a nuestro cerebro que deje de comer. Una dieta baja en calorías reduce significativamente la leptina. La cantidad de leptina en la sangre está determinada a largo plazo por la cantidad de grasa en nuestro cuerpo. Cuanto más grasa tenemos, más leptina tenemos. Por lo tanto, si perdemos a nuestro niño y tenemos menos leptina, tenemos más hambre.

Esto también se usa para reducir la grasa del ayuno. Sin embargo, el ayuno contrarresta este efecto al provocar picos de leptina. De hecho, la cantidad de alimentos que ingerimos también regula nuestra leptina a corto plazo. El joven intermitente permite picos elevados de leptina durante el ayuno. Esto le da la capacidad de contrarrestar su caída durante el resto del día. Este no es el caso de una dieta baja en calorías porque nuestro cuerpo mantiene una disminución en la leptina, lo que aumenta la sensación de hambre.

efectos en la grelina

La otra hormona que regula el hambre es la grelina, que se secreta por el estómago, el cerebro y los intestinos. Según este estudio, la gente suele comer algo antes de comer. Es como prepararnos para comer o recordarnos que es hora de comer. Sin embargo, la grelina disminuye lentamente durante el ayuno. Por lo tanto, coma cada vez menos antes de sus comidas regulares. El nivel de insulina en el cuerpo determina los niveles de grelina. La disminución de la grelina podría deberse an una disminución del nivel de insulina en la juventud.

Hambre asociado con el hábito

Más allá del impacto de la grelina, particularmente, noté que el hambre y el deseo de comer "normalmente" coincidían. A las 11 a.m., al mediodía, entre las 4 y las 7 p.m. Solo sentía hambre al mediodía y a las 7 p. m. después de dos semanas de ayuno.

Además, si bebe agua tibia o una infusión de hierbas, el hambre desaparece.

De alguna manera, el ayuno le permitirá descondicionarse. Es en realidad una liberación. Después de varios meses de ayuno intermitente, hoy siento una liberación completa del hambre y la comida.

Sensibilización a la insulina aumentada

El nivel de insulina en su sangre es el primer factor que determinará si almacena grasa o no. El recuento de calorías es solo un efecto secundario, al contrario de lo que dicen todos los expertos en dietas.

Las personas con diabetes tipo 1 pueden comer cinco mil calorías al día, pero no acumularán grasa porque no tienen insulina en su sangre.

En contraste, las personas con sobrepeso o obesidad tienen el problema opuesto. Un nivel elevado de insulina en la sangre es la causa de la obesidad. Al ver un pain au chocolat, algunas personas creen que están aumentando de peso. Cuando se trata de aumento de peso, somos diferentes y la insulina es la principal causa.

El ayuno es el método más efectivo y sostenible para abor - proporcionar este aumento constante de insulina y restaurar la sensibilidad a la insulina. Nuestras células pierden sensibilidad a la insulina con el tiempo y los niveles de insulina constantemente altos, lo que desencadena un círculo vicioso conocido como resistencia a la insulina. Nuestro páncreas produce más insulina. A medida que pasa este tiempo, nuestras células grasas siguen siendo sensibles a la insulina y, por lo tanto, continúan almacenando grasa.

Por lo tanto, si una persona obesa consume 100 gramos de azúcar, aumentará su insulina y almacenará más grasa que una persona metabólicamente normal. La obesidad es causada por una injusticia hormonal real. Como resultado, una persona obesa debe consumir más calorías que una persona no obesa para que su cuerpo tenga la misma cantidad de calorías "disponibles" de inmediato.

El mayor problema con el azúcar es que es adictivo, influye en nuestro cerebro generando hormonas que nos dan placer. Nuestra ingesta alimentaria se dispara al provocarnos placer y encontrarse en la mayoría de los alimentos que consumimos a diario, pero aumenta a causa de calorías vacías, lo que resulta en una deficiencia de nutrientes importantes.

El consumo excesivo de azúcar representa un verdadero peligro para la salud de las personas. Cada vez que comemos algo, especialmente alimentos con azúcar, nuestro índice glucémico aumenta y es necesario liberar insulina en nuestra sangre para restaurar el equilibrio normal. Este descenso brusco de la glucemia hace que volvamos a sentir apetito y comemos de nuevo a las pocas horas. Las constantes variaciones en los niveles de glucosa en sangre y las descargas de insulina relacionadas hacen que las células de los músculos y órganos no puedan absorber más glucosa y se almacene en forma de grasa. Además, estas células se vuelven resistentes a la acción de la insulina, lo que hace que no pueda deshacerse de toda la glucosa y provoque un aumento en los niveles, lo que resulta en diabetes tipo II.

A lo largo de las últimas dos décadas, se ha refutado la idea de que nuestros genes pueden predecir el futuro de nuestra salud. Hoy en día, sabemos que los genes son más que nada interruptores de la luz. Dependiendo de nuestra exposición a ciertos factores ambientales, como la dieta, el estilo de vida y el estrés, nuestros genes pueden activarse o desactivarse.

Cuando hay mucha información y toda contradicción, nos encontramos perdidos y sin saber qué hacer.

Pero reflexionemos un momento. La alimentación variada y rica en nutrientes de nuestros antepasados estableció la base genética del ser humano, que hoy debe enfrentarse an alimentos completamente diferentes de los que se comían en aquellos remotos tiempos. Un cuenco de cereales para el desayuno y un cuenco de verduras silvestres transmiten mensajes muy diferentes para nuestro genoma.

La alimentación humana ha experimentado un cambio significativo desde el inicio de la agricultura. Dejamos de depender de la caza, la pesca y la recolección de plantas silvestres cuando aprendimos a cultivar plantas y criar ganado. Aunque nuestro perfil nutricional cambió, este progreso tuvo un impacto nutricional significativo. Los alimentos que no pertenecen a nuestro sistema digestivo y nuestro genoma han superado los métodos tradicionales de caza y recolección. Con el cambio de nuestra forma de vida de cazadores y recolectores a la de agricultores y ganaderos, se ha comprobado que la altura media disminuyó en 15 cm.

Por lo tanto, el cambio de una "dieta de hombre de las cavernas" que consistía en grasa, carne y ocasionalmente raíces, bayas y otras fuentes vegetales de carbohidratos an una dieta basada en cereales fue muy reciente para que pudieran ocurrir las adaptaciones necesarias en los genes que codifican nuestras vías metabólicas.

Muchas veces nos damos cuenta de que no digerimos los alimentos que comemos, sino que los nutrientes que en realidad nos alimentan son aquellos que tienen la capacidad de procesar las bacterias de nuestro intestino.

Y así surgen las preguntas y las dudas. No debemos exceder el 20% de nuestra ingesta calórica de proteínas, carbohidratos y grasas, los tres macronutrientes. ¿No nos veremos obligados a consumir una cantidad excesiva de grasa si también debemos disminuir la proporción de hidratos de carbono? Los investigadores y científicos más destacados que están desentrañando los secretos de cómo mantener nuestra salud, no solo cómo atacar la enfermedad una vez que ha aparecido, nos hacen esta recomendación. Explicaremos más adelante.

A lo largo de nuestra historia, desde hace aproximadamente doscientos años, la humanidad ha sufrido ocasionalmente de falta de comida. La supervivencia a través de las cetonas es un mecanismo evolutivo que brinda una gran protección a los genes. Sus muchas ventajas incluyen que no generan radicales libres tan dañinos como los hidratos de carbono, no afecta las mitocondrias de las células, que son las principales centrales de producción de energía de nuestro organismo y es responsable de la autofagia celular.

Profundizaremos más adelante en cuáles son las mejores fuentes de ácidos grasos y de dónde podemos obtener carbohidratos con bajo índice glucémico, sin dejar de lado las vitaminas, minerales y fibra que proporcionan las verduras. Los huevos son los superalimentos. Atrás quedaron los tiempos en los que se pensaba que los huevos aumentaban el colesterol y se debía evitar su consumo. En los últimos años, este mito ha sido desacreditado repetidamente. Ahora sabemos que la ingesta de azúcar, no las grasas, es la causa de altos niveles de colesterol. Si los huevos son de una buena fuente (ecológica, de gallinas no alimentadas con soja), se pueden comer todos los días. El ser humano ha estado consumiendo huevos durante millones de años. Los huevos de pato tienen un contenido más alto de proteína, calcio, hierro, potasio y prácticamente todos los demás minerales esenciales que los huevos de gallina. Los huevos de codorniz, pavo y oca son alternativas muy nutritivas; además, tienen más huevos que los de la gallina. La forma más nutritiva de preparar un huevo es el escalfado o la cocción ligera.

Desde la última comida que tomamos, la cual aumentará nuestra glucemia en sangre, esta bajará. Entre las 6 y 8 horas de un ayuno, el hígado liberará glucógeno en la sangre para normalizar estos niveles una vez que disminuyan demasiado. Pero como el hígado no tiene suficiente glucógeno, después de 12 horas de ayuno comenzará un proceso llamado lipólisis, que metabolizará nuestras grasas almacenadas para convertirlas en glucógeno. Junto con este proceso, nuestro cuerpo también comienza a producir hormonas del crecimiento, que son responsables de renovar nuestros tejidos corporales, aumentar nuestro metabolismo y promover el rejuvenecimiento de nuestros tejidos.

Después de 16 horas de ayuno, comienza un proceso llamado autofagia que se encarga de reciclar nuestras células muertas inútiles, virus, bacterias y cualquier otra basura celular para convertirlas en energía.

La producción de células madre comienza a las 20 o 22 horas, lo que permite un verdadero y más rápido rejuvenecimiento de nuestro organismo.

En realidad, estos procesos no ocurren de manera escalonada como hemos explicado en este resumen con el fin de ser didáctico y comprensible, sino que comienzan an ocurrir gradualmente cuando la glucosa en sangre disminuye debido a la falta de ingesta, lo que les da más importancia después de las horas de ayuno mencionadas.

Un complejo conjunto de hormonas regula estos procesos de utilización de diferentes tipos de combustible, de los cuales las más importantes son la insulina y el glucagón. Cuando aumenta el nivel de glucosa en sangre, se libera insulina para distribuirla a los tejidos que la necesitan y prevenir el daño causado por los niveles elevados de glucosa. El glucógeno se almacena en los músculos y el hígado como una forma de almacenamiento de azúcar adicional.

El glucagón, la otra hormona, vigila que la glucosa no disminuya demasiado. El páncreas produce glucagón para informar al hígado que libere glucosa en el torrente sanguíneo cuando los niveles de glucosa en sangre son bajos.

El ayuno tiene muchas ventajas, una de ellas es que ayuda a reducir nuestra grasa corporal, aprovechando la lipólisis, un proceso que ocurre después de horas sin comer alimentos. Para lograr esto, será suficiente seguir un régimen de ayuno de al menos dieciséis horas, ya que se observa en el gráfico que a partir de las doce o trece horas se produce un aumento significativo en la lipólisis, un proceso metabólico que permite la transferencia de los lípidos que componen el tejido adiposo hacia los tejidos periféricos para satisfacer las necesidades energéticas del cuerpo.

Podemos hacerlo algunos días a la semana o acostumbrarnos a hacerlo a diario. Podemos aprovechar las horas de sueño si utilizamos esta táctica de manera inteligente. Por ejemplo, si terminamos nuestra cena a las 8:00 p.

m., entramos en ayuno hasta las 12:00 p. m. del día siguiente, contando las horas de sueño dentro de ese lapso de tiempo.

Los beneficios de un ayuno intermitente

1. Es perjudicial para la salud

Tu salud no se verá afectada por un ayuno intermitente.

Claro, siempre y cuando lo hagas correctamente.

No es recomendable perder algunos kilos de más o realizar un proceso de depuración si esto pone en peligro su salud.

No tiene sentido exponerte de esta manera.

Los ayunos bien hechos no causarán enfermedades.

Como se mencionó anteriormente, has estado haciendo esto prácticamente sin querer durante toda tu vida. Esto ocurre mientras duermes.

Por lo tanto, deje de lado la idea de que los ayunos intermitentes te afectarán.
2. Tendré un rebote.

Error. El efecto rebote no ocurrirá después de un ayuno intermitente.

Si no tiene una dieta saludable y hábitos alimenticios incorrectos,

Todo el tiempo debe consumir una alimentación saludable y equilibrada.

No importa si está a dieta para ganar músculo, perder grasa o bajar de peso.

Vas a ganar peso si comes mal y sobre todo si comes mucha grasa, azúcar y carbohidratos que no son saludables.

¿Has practicado el ayuno intermitente o no?

Si su dieta incluye hamburguesas, hot dogs, papas fritas, bebidas gaseosas o jugos pasteurizados en lugar de agua, y si su dieta incluye productos congelados y/o procesados en lugar de frutas y verduras, el efecto rebote se producirá, pero no debido al ayuno ni a los malos hábitos.

Por lo tanto, este es uno de los orígenes de los mitos de que el ayuno intermitente causará engordar y el efecto rebote.

Siempre debe mantener una dieta saludable.

Es fundamental para sentirse bien y evitar el efecto rebote.

No se trata de mantener una dieta regular. Solo la capacidad de comer.

No es comer menos, sino comer mejor.

El ayuno intermitente no aumentará de peso. (1)

3. Perderás masa muscular

Otro de los grandes mitos sobre el ayuno intermitente es este. El motivo por el cual muchas personas que asisten a los gimnasios lo evitan y lo temen.

El ayuno intermitente no conduce a la pérdida de músculo (2). menos si lo haces en un ambiente seguro.

Para perder músculo, debes ayunar durante un período prolongado.

Y cuando hablamos de largo, hablamos de meses.

Además, no consumes suficientes proteínas durante la ventana de las comidas y uno muy prolongado de 16/8. además de las raciones necesarias de carbohidratos y grasas.

Como habrás notado, el ayuno intermitente no es el problema; es la forma en que la persona lo hace.
4. El ejercicio durante el ayuno no es saludable.

Los jugadores de fútbol profesionales a menudo hacen ayunos por motivos religiosos o dietéticos.

Aunque no es recomendable entrenar al 100% de la capacidad, es mejor entrenar al 40% de la capacidad y por un menor tiempo. Los jugadores completan sus entrenamientos sin dificultad.

Debido a que después del tiempo de ayuno comen con total normalidad. cumpliendo con sus necesidades de energía y calor.

Por lo tanto, es fundamental saber cuántas calorías debe consumir para lograr su objetivo.

Deja de pensar que ayunar es malo. No te preocupes por esta palabra.

Cuando haga un ayuno intermitente y haga un ejercicio regular, su cuerpo tiene energía almacenada que va a utilizar.

No te consumirá los músculos y tu glucógeno almacenado se activará sin dañar tu cuerpo.

Incluso un estudio de ciclistas encontró que el ayuno mejoró su rendimiento y habilidad física (4).

5. El metabolismo experimenta cambios

Una de las creencias erróneas sobre el ayuno intermitente es que puede afectar su metabolismo.

Tanto que se desacelerará. Dado que no quemarías la misma cantidad de calorías, aumentarías de peso.

No es verdad tampoco esto.

El cuerpo debe estar sin comer durante un largo período de tiempo para que su metabolismo sea más lento.

Un estudio encontró que cuando el cuerpo no consume nada durante al menos tres días, su metabolismo disminuye (3).

De esto no se trata el ayuno intermitente, porque no puedes mantener al cuerpo sin comida durante tanto tiempo.

No es por eso que se ponga más lento. Cambia la concentración de azúcar en la sangre

Esto les preocupa principalmente a las personas con diabetes o con tendencia a serlo.

El cambio de azúcar en la sangre no es algo que se puede tomar a la ligera. Por lo tanto, deben cuidar su dieta.

Sin embargo, al igual que en otros mitos. Los niveles de azúcar en la sangre no se verán afectados por un ayuno intermitente bien llevado a cabo.

Un estudio demostró que incluso una persona con diabetes puede estar 72 horas (5) sin comer nada y aún así no le afectará.

Esto se debe a que el cuerpo se adapta a sus necesidades mientras el cerebro le indica que debe cambiar su estado metabólico.

No tendrás problemas con tus niveles de azúcar después del ejercicio, incluso después de un ayuno.

Debido a que no tiene glucógeno, sus músculos no estarán en peligro.

Es hora de deshacerse de todas las falsas creencias o mitos que rodean el ayuno intermitente.

Todo lo que se dice proviene de personas que no lo hicieron correctamente.

Los errores que cometieron no tenían nada que ver con el ayuno.

El cuerpo humano está hecho para resistir sin comida durante largos períodos de tiempo. Incluso si se ejercen.

No es simplemente una cuestión actual. Sin embargo, esto fue comprobado durante toda la evolución humana.

Te sentirás mucho mejor cuando veas lejos ser perjudicial para la salud.

Ayuno intermitente en la historia

A lo largo de la historia de la humanidad, el hombre ha practicado el ayuno en diferentes ocasiones, motivado tanto por razones naturales como religiosas, culturales, pensamientos o, en los tiempos modernos, por razones de salud. El ayuno intermitente no es algo que haya surgido en el último siglo, sino más bien una costumbre antigua que se ha consolidado en la actualidad, amparada en diversos manuales para una alimentación saludable que siguen un conjunto de reglas bien descritas. Hay muchos escritos antiguos que indican que el ayuno ayudaba al hombre a restaurar la salud del cuerpo.

En algunas ruinas de Egipto, Grecia e India se han descubierto escritos y jeroglíficos que demuestran que el ayuno ayudaba a las personas an evitar enfermedades y condiciones de salud desfavorables, y lo asociaba con un estilo de vida completo. En la prehistoria, los campesinos recolectaban bayas y cazaban presas para sobrevivir, pero había momentos en los que no podían obtener suficientes fuentes de alimentos, lo que llevó an un período de inanición o ayuno natural. El cuerpo quemaba grasas localizadas y almacenadas para estos casos de emergencia, reduciendo simultáneamente sus reservas de grasa y glucosa. No tenía importancia que un día (o incluso dos) no pudieran encontrar alimento, ya que el cuerpo de los cavernícolas se había acostumbrado an un estilo de vida en el que era factible la falta de fuentes de alimento todos los días. Sin embargo, en la actualidad, el cuerpo requiere hasta cinco comidas al día.

En la antigua Grecia, los médicos creían que la naturaleza era la solución a cualquier enfermedad. Esto demuestra que los médicos aconsejaban a sus pacientes hacer lo mismo: cuando un animal estaba enfermo, dejaba de comer y prefería reposar y dormir para tratar de regenerar su salud. En Grecia se produjo un descubrimiento fascinante:

el fenómeno de la hiperconcentración en estado de inanición. Los griegos descubrieron que en un estado de ayuno, la concentración mejora significativamente el rendimiento. Cuando se consume suficiente comida, se experimenta un estado de cansancio y somnolencia. En varias religiones ya se llevaba a cabo el ayuno intermitente en esta época. Como ya mencionamos, la religión cristiana se centra en Jesucristo, quien ayunó durante cuarenta días con el objetivo de mejorar su relación y comunicación con Dios. Los seguidores del islam, una religión muy diferente del cristianismo, celebran el Ramadán, que consiste en ayunar durante un mes desde el amanecer hasta el atardecer y comer solo una vez al día durante este período nocturno. Los musulmanes no tienen problemas con el ayuno; de hecho, no se sienten obligados a comer más de una vez al día durante el período del Ramadán porque su cuerpo se ha acostumbrado a hacerlo de manera intermitente.

Regresando an Egipto y a las aplicaciones médicas del ayuno, hay pruebas de que los médicos egipcios utilizaban el ayuno como tratamiento para la sífilis en tiempos remotos. Pero el ayuno en la antigüedad no era solo por razones médicas o religiosas. En la divisoria de guerreros, los persas solo consumían carne de cualquier tipo una vez al día. Los guerreros de Esparta comenzaron an entrenarse cuando eran niños, y en el proceso se les privó de la comida como forma de iniciación temprana. En Roma, los soldados ayunaban un día a la semana, pero solo cuando eran adultos.

Varios médicos llegaron a la conclusión durante la Edad Media de que el ayuno era la cura o la prevención de muchas enfermedades. No estamos hablando de un solo médico, sino de figuras destacadas en el campo de la medicina de los siglos XVI y XVIII. Uno de estos casos fue el de Paracelso, un médico suizo que se considera una de las figuras más destacadas de la medicina occidental. Paracelso prescribía el ayuno a sus pacientes e incluso llegó a considerarlo como una forma de sustituir a los propios profesionales médicos. No por casualidad, calificó al ayuno como "el mejor de los médicos, ya que funciona desde el interior". El doctor Friedrich Hoffmann, otro destacado médico del siglo XVII, fue uno de los mayores defensores del ayuno por razones de salud. Incluso llegó a publicar un ensayo llamado "Cómo curar enfermedades graves mediante la moderación en la alimentación y el ayuno". En él se pueden encontrar varios métodos para curar enfermedades físicas, mentales y espirituales, lo que lo convierte en uno de los textos más completos que han tratado el tema del ayuno en tiempos pasados.

El ayuno para mejorar la salud se popularizó en los siglos XIX y XX. Para mantener una buena salud, el ayuno era recomendado por tanto médicos profesionales como naturalistas sabios en remedios naturales. Esto fue principalmente así en Alemania, donde los médicos aconsejaban el ayuno para varios aspectos de la vida. El doctor Von Seeland constantemente afirmaba que el ayuno era una excelente forma de curar, mientras que el doctor Christian Gustav escribió en una de sus obras que "el ayuno es el método más efectivo para curar cualquier enfermedad". El doctor Möller, entre otras opiniones destacadas de naturalistas y médicos sobre el ayuno en Alemania de la época, defendió la postura del ayuno como el único método evolutivo natural que permite una depuración sistémica y la recuperación de la normalidad fisiológica. El ayuno hace que el cuerpo sea más capaz de autosanarse, liberándose de niveles elevados de ciertas sustancias.

Durante el siglo XIX, el doctor Von Segesser estudió minuciosamente el ayuno en un sanatorio en Suiza, lo que llevó a realizar investigaciones importantes que Claude Louis Berthollet, un químico y médico de la misma nacionalidad, amplió más tarde.

Finalmente, el doctor Hellmut Lützner, otro alemán, publicó una recopilación de sus experiencias tratando enfermedades y varios problemas de salud mediante el ayuno y el reposo. Algunas de sus publicaciones incluyeron Renacer a través del ayuno y Ayunoterapia y terapia nutricional, dos estudios importantes que respaldaron la teoría de que el ayuno depura niveles elevados de radicales libres, grasas y azúcares, elimina elementos inorgánicos de la contaminación ambiental e incluso mejora el aspecto de la piel.

El impacto del ayuno intermitente en las células y las hormonas

Cuando estás en ayunas, tu cuerpo experimenta muchos cambios a nivel molecular y celular. Por ejemplo, el cuerpo altera los niveles de hormonas para facilitar el acceso a la grasa corporal que se ha acumulado. Las células también inician procesos de reparación cruciales como la autofagia. Esto ocurre cuando las células eliminan y digieren las proteínas antiguas y defectuosas. Los genes también están alterando su papel en la longevidad y la prevención de enfermedades.

El nivel de hormona de crecimiento humano, o HGH, en el cuerpo aumenta cinco veces si está en ayunas. Esto le ayudará a perder grasa y desarrollar músculo. La sensibilidad a la insulina mejora y los niveles de insulina disminuyen significativamente. El cuerpo puede acceder más fácilmente a la grasa corporal almacenada si tiene un nivel bajo de insulina. Debido an estos cambios en la expresión génica, los niveles hormonales y la función celular, el ayuno intermitente ofrece muchos beneficios para la salud.

El ayuno intermitente reduce automáticamente la cantidad de calorías consumidas. Además, promueve la producción de noradrenalina, una hormona quemadora de grasa. El metabolismo puede aumentar entre un 3,6% y un 14% con un ayuno a corto plazo. Según los estudios, el ayuno intermitente funciona para perder peso. En un período de tres a 24 semanas, un ayuno intermitente puede ayudarlo a perder entre el 3 y el 8 % de su peso, según un estudio general publicado en 2014.

Otro estudio encontró que el ayuno provoca menos pérdida muscular que la reducción continua de calorías más común. El ayuno intermitente tiene estos beneficios porque consume menos calorías mientras ayunas. No debe perder peso si consume muchas calorías durante las comidas.

¿Qué es el ayuno intermitente?
El ayuno cambia el funcionamiento del cuerpo. Su consumo de calorías disminuirá cada semana si evita comer algo todos los días. La respuesta de su cuerpo también puede verse afectada por su dieta. Su cuerpo pasa unas horas procesando los alimentos después de comer. En lugar de almacenar grasa, su cuerpo usará los alimentos que ha comido como fuente de energía. Dado que no hay alimentos que procesar o quemar, su cuerpo utilizará la grasa almacenada como fuente de energía si ayuna o si su cuerpo no digiere o consume ningún alimento.

Si hace ejercicio mientras ayunas, las probabilidades son las mismas. El cuerpo debe utilizar la grasa almacenada en las células como fuente de energía porque no tiene suficiente glucógeno y glucosa disponible. Esto se debe a que el cuerpo produce insulina como respuesta al consumo de energía. Puede consumir los alimentos de manera más efectiva si su cuerpo es sensible a la insulina. El cuerpo es particularmente sensible a la insulina después de un período de ayuno. Estos cambios en la sensibilidad a la insulina y la producción pueden ayudarlo a perder peso y desarrollar más músculo.

El ayuno también utiliza su glucógeno. Si se entrena, seguirá consumiéndolo, lo que puede hacer que su cuerpo sea más sensible a la insulina. El cuerpo puede usar los alimentos con mayor eficiencia. Convierte los alimentos en glucógeno y los almacena en los músculos o los quema de inmediato como energía para aumentar la tasa de recuperación y almacenar una pequeña cantidad como grasa.

Los alimentos y los carbohidratos consumidos se convierten en glucógeno si su sensibilidad a la insulina es normal. Más glucosa se acumulará en su torrente sanguíneo y se puede convertir en grasa. El ayuno intermitente puede aumentar la producción de hormona del crecimiento. El cuerpo también produce menos insulina. Puede desarrollar más músculo y perder más grasa al combinar estos beneficios.

El ayuno intermitente ayuda al cuerpo a aprender a manejar los alimentos de manera más efectiva. Si no consume nuevas calorías, el cuerpo aprende a quemar grasa como combustible.

¿Se refiere el alimento a la inanición o a la muerte de hambre?

No, ayunar se distingue de la inanición en un aspecto fundamental: la capacidad de controlar. La falta involuntaria de alimento durante un largo período de tiempo puede causar sufrimiento grave o incluso la muerte. No es controlada ni planificada.

Por otro lado, ayunar implica posponer de manera voluntaria la toma de alimentos por razones religiosas, de bienestar físico o de cualquier otra naturaleza. Se realiza en personas con un peso normal y, por lo tanto, con suficiente grasa almacenada para sobrevivir. Si se realiza correctamente, el ayuno intermitente no debería causar dolor ni muerte.

Aunque tienes acceso an alimentos, decides no comer. El período de ayuno puede variar desde pocas horas hasta días, o incluso hasta una semana o más si está bajo supervisión médica. Puede comenzar un ayuno en cualquier momento y dejarlo cuando quiera. Se puede comenzar o terminar un ayuno por cualquier razón o sin razón.

El período de ayuno no tiene una duración regular porque simplemente implica no comer nada. Ayunas cuando no comes. Puede, por ejemplo, ayunar entre la cena y el desayuno del día siguiente durante alrededor de 12 a 14 horas. Por lo tanto, ayunar puede considerarse parte de la vida diaria.

Las etapas del período de ayuno

El ayuno intermitente no es una nueva técnica de pérdida de peso o método que ayude a los culturistas a mantener y aumentar su masa muscular mientras pierden rápidamente grasa corporal. La mejor manera de pensar en el ayuno intermitente es como una elección de estilo de vida saludable que ha sido ordenada por la evolución de la anatomía y fisiología humanas. Es un tipo de proceso metabólico que hace que el cuerpo funcione mejor y sea más autoprotector. El cuerpo humano experimenta un proceso específico durante el ayuno intermitente, y todas estas etapas son cruciales para la salud y el bienestar de su cuerpo.

Cetosis

Este es un estado natural del metabolismo en el que la grasa almacenada en su cuerpo proporcionará el combustible para sus células después de que se descomponga a través del proceso del metabolismo. Esto ocurre durante el ayuno porque la sangre no contiene suficiente glucosa para alimentar a las células. El cuerpo prefiere la glucosa como combustible, pero acepta las cetonas que se producen durante la cetosis. El ayuno intermitente acelerará la quema de las reservas de glucógeno de su cuerpo. Por dos razones, mantenerse hidratado mientras ayuna es crucial. La primera razón por la que deberías mantenerte bien hidratado es porque te permitirá sentirte lleno sin necesidad de comer. Y a medida que se agoten las reservas de glucógeno, el glucógeno almacenado en sus músculos retendrá una gran cantidad de líquido, principalmente agua. Ayudará an eliminar el exceso de líquido de su cuerpo manteniéndose bien hidratado. Al mismo tiempo, sus niveles de insulina disminuirán, lo que provocará que sus riñones produzcan más sodio, que también deberá ser eliminado de su cuerpo.

Además, puede comenzar a sentirse más cansado de lo que normalmente lo hace, y hay razones para ello. El magnesio, el potasio y el sodio también se eliminarán de su cuerpo cuando elimine el exceso de agua. Para que su cuerpo funcione correctamente, necesita estos electrolitos. Y mientras su hígado trabaja convirtiendo las grasas en glucosa, la tasa básica de su metabolismo disminuirá, lo que resultará en una disminución de su frecuencia cardíaca y presión arterial porque su cuerpo cree que necesita usar menos energía. Su cuerpo está simplemente entrando en un modo de ahorro de energía. Hasta que su cuerpo se acostumbre a todo esto, se sentirá más débil, cansado y con menos energía. Su cuerpo necesitará tiempo para acostumbrarse al ayuno intermitente porque no está acostumbrado a pasar largos períodos de tiempo sin comer.

Al principio, puede experimentar días de ansias de azúcar o períodos extremos de hambre. Aunque esta es una reacción física normal a la reducción de calorías, también están ocurriendo algunos cambios hormonales. En respuesta a los ritmos circadianos de las comidas habituales, hay células en el estómago que liberan la hormona grelina, que le indica que es hora de comer. Comer una cantidad específica de comida en intervalos preestablecidos de acuerdo con una hormona del hambre es un comportamiento aprendido y no natural. El ayuno será mucho más fácil cuando su cuerpo comience a funcionar completamente con cetonas y vea que no necesita comer de acuerdo con el reloj. Puede mantener un equilibrio entre sus hormonas que le indican que coma y disminuir su deseo de consumir alimentos poco saludables. En particular, perderá sus antojos de carbohidratos y azúcar. Se debe mantener bien hidratado porque la sed con frecuencia se confunde con el hambre.

quema grasas

Cuando sigue cualquier tipo de rutina de alimentación regular, es probable que llene su cuerpo con una corriente constante de alimentos que realmente no necesita. El exceso de glucosa que le dará a su cuerpo en un flujo constante le causará daño. Si no le da a su cuerpo un descanso de la necesidad constante de digerir los alimentos, se enfrentará an una enfermedad crónica causada por el aumento de peso y la resistencia a la insulina. Aunque puede obtener algunos beneficios de abstenerse de una comida ocasional, obtendrá aún más beneficios de hacer ayunos regulares. El ayuno intermitente fortalecerá su sistema inmunológico, ayudará a desintoxicar su cuerpo y lo motivará a quemar más grasa.

El ayuno intermitente aumentará la producción de la hormona del crecimiento humano, que ayudará a su cuerpo a quemar más grasa mientras retrasa el proceso de envejecimiento y le ayudará a desarrollar masa muscular. Además, ayudará a controlar la producción de grelina, una hormona del hambre. Consumirá menos alimentos una vez que comience an ayunar ingiriendo todas sus calorías en un breve período de tiempo de presión. Incluso si lleva un estilo de vida sedentario, perderá grasa naturalmente si entrena a su cuerpo para que coma menos y con menos frecuencia.

Autofagia

El término "autofagia" proviene de dos palabras griegas: "auto", que significa "yo", y "fago", que significa "comer". Por lo tanto, autofagia es literalmente comerse an uno mismo. Este término se refiere al cuerpo cuando se refiere a las células que se separan de las partes viejas y rotas de las células al metabolizarlas para obtener energía y usarlas para mantener la vida de otras células. Las células viejas se descompondrán cuando ya no tengan suficiente energía para hacer sus propias funciones. Este es un proceso normal de la vida celular. Se conoce como autofagia cuando esto ocurre dentro de sus células. Los desechos celulares, como los orgánulos y las membranas celulares, se eliminan y destruyen durante este proceso.

La falta de nutrientes es la principal causa de autofagia. Los niveles de insulina aumentan cuando consume alimentos y disminuyen cuando ayuna. Los niveles de glucagón aumentarán cuando disminuyan los niveles de insulina, lo que estimulará la autofagia. Sin embargo, el ayuno es crucial para algo más que comenzar el proceso de autofagia. Estará limpiando todas las partes viejas de las células y las proteínas agotadas de su cuerpo al ayunar y estimular la autofagia en las células. El ayuno también estimulará la producción de la hormona del crecimiento, lo que le indicará a su cuerpo que comience a crear nuevas células. El ayuno intermitente te ayudará a renovar completamente tu cuerpo.

El ayuno intermitente es fundamental para la autofagia. La autofagia es un proceso altamente regulado y debe controlarse cuidadosamente. La autofagia puede tener consecuencias desastrosas para su cuerpo si no se controla. Sin embargo, la autofagia es un proceso necesario porque elimina las acumulaciones de proteínas y otros desechos de su cuerpo. Este proceso es particularmente importante para la salud de su cuerpo y su cerebro porque se sabe que ciertos cánceres y la enfermedad de Alzheimer son causados por acumulaciones antiguas de células dañadas. El consumo de alimentos reduce la autofagia. Esto explica la importancia del ayuno intermitente para la salud de sus células. El ayuno estimulará la autofagia, mientras que el consumo lo detendrá.

aumento de las hormonas

El ayuno intermitente puede regular la producción de hormonas de su cuerpo y su funcionamiento. El ayuno intermitente mejorará la salud de su cuerpo produciendo hormonas en cantidades mayores. Al aumentar la producción de nuevas neuronas en su cerebro, ayudarán a mantener la salud de su cerebro. Esto, junto con la reducción de la inflamación, ayudará a prevenir la demencia. Ayudarán an eliminar los radicales libres que pueden causar cáncer. Las hormonas provocarán el proceso de autofagia, que ayudará a sus células a limpiar las partes enfermas y dañadas. Controlarán la expresión de diferentes genes en su cuerpo mediante la activación o. desactivación de sus funciones. El resultado de este tipo de intervención genética puede ser una vida más larga. Las hormonas ayudarán a su cuerpo a reducir la formación y acumulación de inflamación y el estrés de la oxidación. Se inducirá la reparación celular, lo que facilitará que las células eliminen sus productos de desecho. Aumentar los niveles de hormonas del crecimiento ayudará a desarrollar músculos y luchar contra la grasa. Reducirán los niveles de azúcar en sangre y la probabilidad de desarrollar resistencia a la insulina. Y los niveles de insulina disminuirán, lo que facilitará la pérdida de peso. Aumentar los niveles de hormonas del crecimiento ayudará a desarrollar músculos y luchar contra la grasa. Reducirán los niveles de azúcar en sangre y la probabilidad de desarrollar resistencia a la insulina. Y los niveles de insulina disminuirán, lo que facilitará la pérdida de peso. Aumentar los niveles de hormonas del crecimiento ayudará a desarrollar músculos y luchar contra la grasa. Reducirán los niveles de azúcar en sangre y la probabilidad de desarrollar resistencia a la insulina. Y los niveles de insulina disminuirán, lo que facilitará la pérdida de peso.

Alergia a la insulina

La hormona insulina informa a las células que deben aceptar la glucosa presente en la sangre para producir energía. Su páncreas le enviará la señal de producir insulina para ayudarlo a controlar la glucosa en sangre después de comer. La glucosa en sangre se extrae del torrente sanguíneo cuando las células aceptan la hormona insulina y se utilizará para obtener energía, lo que evita acumular kilos de más. Su cuerpo se vuelve resistente a la insulina cuando las células dejan de responder a ella. Su páncreas solo producirá una cantidad específica de insulina durante un período de tiempo determinado. Si el páncreas está agotado, produce menos insulina y puede desarrollar diabetes y otras enfermedades crónicas.

Probablemente no tenga conocimiento de que su cuerpo ha desarrollado una resistencia a la insulina. Muchas personas experimentan síntomas durante años y simplemente soportan sus sentimientos. Sin embargo, la resistencia a la insulina presenta síntomas específicos, como:

El exceso de hambre, los antojos de azúcar, la hipertensión, los niveles elevados de azúcar en sangre, la retención de líquidos, los problemas de concentración, la fatiga extrema, el acné y el peso extra, especialmente en la zona media.

El ayuno intermitente es la mejor manera de aumentar la sensibilidad de su cuerpo a la insulina. Sus niveles de insulina estarán elevados todo el tiempo y se sentirá lento y frío si es resistente a los efectos de la insulina. La resistencia a la insulina se produce cuando el nivel de insulina aumenta durante un período de tiempo en lugar de simplemente tener un nivel alto de insulina. Podrá restablecer sus niveles de insulina de manera fácil y rápida si incorpora el ayuno intermitente a su dieta regular.

Rejuvenecimiento celular

El ayuno puede revitalizar todo su sistema inmunológico en solo tres días. A medida que las personas envejecen, su sistema inmunológico se vuelve menos eficiente y no regenerará células tan rápido como antes. El cuerpo se deshará de las partes dañadas que ya no funcionan durante un ayuno prolongado para crear nuevas células que puedan realizar sus funciones. El ayuno prolongado obligará a su cuerpo a usar sus reservas de grasa y glucosa mientras se deshace de los glóbulos blancos dañados. Cada ciclo repetido de ayuno cambiará su cuerpo, lo que llevará a la regeneración de células madre para el sistema inmunológico. Su cuerpo percibe el ayuno como una situación de inanición y trata de ahorrar energía eliminando células que ya no funcionan.

El sistema inmunológico no es el único sistema en el que las células pierden sus funciones con el envejecimiento. A medida que las personas envejecen, las células madre del sistema digestivo también pierden su capacidad de regeneración. Las personas no solo sufren daño de lo que comen, sino también de cuánto. Si las células madre de sus intestinos están dañadas, es más difícil para su cuerpo producir nuevas células. Las afecciones que afectan su sistema digestivo, como las infecciones gastrointestinales, son más difíciles de tratar cuando están dañados.

El ayuno aumenta significativamente la capacidad de regeneración de células madre. En un ayuno, el cuerpo usa la grasa almacenada en lugar de la glucosa de los alimentos que consume. A través de este cambio, las células madre serán estimuladas para iniciar el proceso de regeneración. El ayuno intermitente tiene muchos beneficios para los intestinos, uno de los cuales es que puede regenerar sus células para eliminar las dañadas y crear nuevas. Las células madre intestinales mantienen el revestimiento interno de los intestinos y suelen renovarse cada cinco o seis días.

El hábito de comer constantemente de muchas personas causa problemas a largo plazo. Su cuerpo siempre intentará reducir la cantidad de azúcar que entra en su torrente sanguíneo. El cuerpo se vuelve bastante peligroso cuando tiene niveles más altos de azúcar en sangre con el tiempo. Su páncreas continuará produciendo insulina para tratar de lidiar con el aumento de azúcar en la sangre y sacar el azúcar de la sangre hacia sus células. La resistencia a la insulina se desarrollará cuando su sistema reciba demasiada azúcar e insulina constantemente. Esto dará como resultado un diagnóstico de diabetes.

Las dietas contemporáneas no se ven afectadas únicamente por una dieta comúnmente alta en carbohidratos y una frecuencia excesiva de consumo por parte de la mayoría de las personas. En los últimos cien años, la cantidad de sustancias químicas en los alimentos ha aumentado, mientras que la densidad de nutrientes ha disminuido. Los contaminantes ambientales, los conservantes, los herbicidas y los pesticidas están presentes en el aire que respira, el agua que bebe y los alimentos que come. Todo esto hace que su intestino, su sistema inmunológico y sus vías naturales de desintoxicación se rebelen y aumenten los niveles de inflamación en todo el cuerpo.

Debido a que no siempre había comida disponible para cazar o recolectar, sus antepasados ayunaban naturalmente de forma regular. La gente dejó de ayunar de forma regular cuando las sociedades humanas se volvieron más agrícolas, permaneciendo en un lugar y cultivando alimentos para el consumo. El ayuno se convirtió más en una idea religiosa que en algo que las personas hacían en su vida diaria. El ayuno era una parte natural de la vida, algo a lo que sus cuerpos estaban bastante acostumbrados. Pero lo más probable es que no sufrieran los mareos y la debilidad que muchas personas informan cuando ayunan, porque sus antepasados necesitaban estar en alerta mental y física en todo momento. Y muchas personas que ayunan con frecuencia dicen que ayunan les ayuda an aclarar sus mentes.

El cuerpo debe quemar grasas o carbohidratos para producir energía. El cuerpo cambia de metabolizar el azúcar a metabolizar las grasas mediante la insulina. Sus células le dirán a su cuerpo que queme azúcar cuando su nivel de azúcar en sangre es alto. Sus células le dirán a su cuerpo que queme grasa para obtener energía cuando sus niveles de azúcar en sangre y insulina sean más bajos. El cuerpo de una persona no siempre prefiere quemar azúcar. El consumo regular de alimentos procesados o el consumo excesivo de azúcar hace que su cuerpo queme más azúcar para producir energía. Tener niveles altos de azúcar en sangre es peligroso para el cuerpo, por lo que es un mecanismo de defensa. Sus células harán todo lo posible para eliminar los niveles tóxicos de azúcar en sangre al metabolizarlo y almacenarlo para su uso posterior.

La mayoría de las personas nunca tocan sus reservas de grasa porque su dieta típica está llena de carbohidratos. Por lo tanto, el exceso de carbohidratos y azúcares que consume no son las grasas dietéticas que lo engordan. Su cuerpo también usa los carbohidratos como una fuente de energía menos limpia porque al metabolizarlos, produce más radicales libres que causan más inflamación. Los humanos modernos dependen de los carbohidratos como combustible y energía, pero sus antepasados estaban metabólicamente programados para cambiar fácilmente entre quemar carbohidratos y quemar grasas. Esta es parte de la razón por la que las personas pueden sentirse mal cuando comienzan an ayunar. El cuerpo está produciendo las enzimas desconocidas que necesita para metabolizar la grasa almacenada. Y las toxinas almacenadas de exposiciones previas se liberan mientras la grasa almacenada se metaboliza.

Su cuerpo primero usará todos los carbohidratos restantes que ha almacenado cuando comience el ayuno intermitente. Luego quemará la grasa acumulada. Esto aumentará su metabolismo base en lugar de disminuir, como la gente piensa cuando dejan de comer. La pérdida de peso resultará del aumento del metabolismo. Su cuerpo usa aproximadamente el 50% de su energía para digerir los alimentos. Su cuerpo puede usar esa energía para regenerar y curar su cuerpo cuando no la usa para digerir los alimentos. La sensación de hambre que surge durante las horas habituales de las comidas es el mayor problema que enfrentan muchas personas durante el ayuno. Para aliviar la hormona del hambre en el estómago en este momento, es mejor beber agua. A medida que se acostumbre al ayuno, sentirá menos hambre.

Su sistema inmunológico funcionará mejor, quemando grasa y peso. Además, recibirá otros beneficios para la salud. Los procesos de reparación y mantenimiento de sus células mejorarán automáticamente. Disminuirá su tasa de envejecimiento y su riesgo de desarrollar cáncer. Protegerá su cerebro de enfermedades neurológicas y alteraciones perjudiciales que pueden causar enfermedades como la enfermedad de Parkinson y la enfermedad de Alzheimer. La inflamación en su cuerpo disminuirá y sus hormonas y microbiomas intestinales se reequilibrarán. Todos estos beneficios se pueden obtener con un ayuno intermitente.

Seis métodos para realizar un ayuno intermitente

Un ayuno intermitente en realidad es simplemente la táctica de dejar de comer durante un período de tiempo antes de comer de nuevo durante un período de tiempo determinado. Dentro de este marco, hay varias maneras de establecer su programa de ayuno, dependiendo de sus objetivos y estado de salud actual; como mujer, algunas técnicas son más favorables que otras.

Es importante señalar que para que cualquiera de los siguientes métodos sea efectivo, debe elegir alimentos saludables en la medida de lo posible por cada caloría consumida durante la ventana de alimentación; recuerde que todo lo que beba también se considera una caloría. Por lo tanto, la eficacia de su plan se verá afectada por los refrescos dietéticos, los batidos de frutas y otras bebidas que se venden como saludables. Si tiene la suficiente disciplina para abstenerse de comer durante un período de tiempo, utilice ese mismo autocontrol para eliminar la basura y busque agua, té o café negro en su lugar. Siguiendo el programa, encontrarás una fuente de energía renovada y ya no sentirás la necesidad de "levantarme" del azúcar y la cafeína.

Eliminar la comida

Esta estrategia no es un ayuno intermitente, pero si estás nervioso por saltar an un ayuno intermitente de inmediato, podrías entrar de puntillas seleccionando una comida al día que te saltarás, dependiendo de tu nivel de hambre. El beneficio principal de este método es que te acostumbras a la reacción de tu cuerpo. Para que esta introducción tenga éxito, es crucial prestar atención a las señales de su cuerpo y abstenerse de sucumbir a la primera señal de hambre. Evaluar la sensación de hambre, reconocerla y anímese a seguir un poco más sin ceder al impulso, generalmente durante el almuerzo. Si experimenta hambre, pregunte: "¿He tomado agua hoy?" Tu cuerpo con frecuencia dice "Estoy deshidratado" cuando te dice "Tengo hambre". Cuando sientas hambre, primero toma un vaso de agua y deja que el agua te quite el borde. Después de 30 minutos, evalúe si puede seguir el día hasta la cena y tome agua cada vez que se sienta hambre. Se sorprenderá de lo eficaz que es esto para controlar los pensamientos de hambre.

Si el objetivo es perder peso, este plan flexible puede ayudarlo a reducir las calorías totales en un día, lo que puede proporcionar beneficios leves. Sin embargo, el cuerpo necesita de 8 a 12 horas entre las comidas para entrar en el estado metabólico de quema de grasa, que desencadena todos los sistemas increíbles de su cuerpo para acceder a las reservas de energía y recablear las vías neuronales.

Si se salta el almuerzo pero sigue comiendo hasta bien entrada la noche, no se creará el ambiente necesario para entrar en un estado de ayuno y el cuerpo recurrirá a la grasa en lugar de las fuentes de energía del músculo.

Si su objetivo es comenzar an experimentar con el ayuno y perder una pequeña cantidad de peso, la omisión de comidas podría ser una opción para empezar, pero solo como un paso hacia un plan de ayuno más organizado.

El método del ayuno de 12 horas

Para los principiantes, la técnica del 12:12 es el ayuno ideal porque la ventana de ayuno puede ser planificada para sus horas de sueño, ¡de modo que la ventana de tiempo para evitar comer puede ser un sueño! En este plan, elegirás una ventana para comer que se adapte mejor a tus necesidades y preferencias. Si eres un madrugador y quieres desayunar, puedes establecer tu ventana para comer de seis de la mañana a seis de la noche, o si sabes que tu horario de trabajo significa que cenas más tarde, puedes establecer tu ventana para comer de ocho de la mañana a ocho de la noche para acomodarte. Si prefiere la máxima flexibilidad, este es un plan flexible que le permite establecer el horario basado en sus circunstancias. Incluso puede ajustarlo día a día.

Esta técnica brinda la ventana de 8 a 12 horas después de comer que el cuerpo necesita para digiera, absorber y luego buscar la energía almacenada para quemarla, o estado de ayuno. Dejar de comer a tiempo y al final de la última comida es fundamental en la ventana de ayuno. El principal culpable de cualquier plan de nutrición va a ser la merienda nocturna, por lo que al establecer el objetivo de dejar de consumir todas las calorías, incluidas las bebidas, en un determinado momento, tendrás un impacto inmediato en la reducción de calorías, lo que por sí solo conducirá a la pérdida de peso. Además, al seguir un marco de tiempo que crea un estado de ayuno, puede comenzar a disfrutar de algunos de los muchos beneficios del ayuno.

Cabe señalar que, si también es nuevo en el consumo de alimentos integrales y opciones más saludables, puede encontrar que las señales de hambre por la mañana son muy fuertes, especialmente si su cuerpo está acostumbrado an una dosis de carbohidratos, carnes procesadas, grasas y azúcares. Este sería el típico combo de desayuno para llevar o incluso algo que se disfraza como algo saludable, como avena empacada con sabores divertidos como nuez de arce, panecillos o cereales de desayuno. Estos alimentos son cargados de calorías y carecen de los nutrientes esenciales para la salud.

Tienes que empezar a ver cada bocado como una fuente de combustible, y cuando puedas reconocer una comida equilibrada con carbohidratos y fibra de granos enteros, frutas y verduras, proteínas de plantas o animales y grasas saludables de alimentos como el aguacate, aceites saludables o nueces y semillas, estarás proveyendo a tu cuerpo con lo que necesita para funcionar adecuadamente, te sentirás más lleno por períodos de tiempo

¿Qué es y cuáles son las ventajas para las mujeres?

La práctica regular del ayuno intermitente puede brindar una variedad de beneficios, incluido perder peso y mantenerse en forma. Además, si se sigue una dieta basada en alimentos naturales, con un menor consumo de carbohidratos, especialmente de los procesados, ejercicio regular y un buen descanso, todos los aspectos de la salud se mejorarán.

¿Cuál es el propósito del ayuno intermitente?

"Ayunar" significa literalmente "abstenerse voluntariamente" de comer. Dicho de otro modo, definimos períodos estrictos en los que comeremos y períodos en los que nos abstenemos de comer.

Este patrón de alimentación horario se remonta a muchos años. A principios del siglo XX, muchos médicos lo recomendaban para el tratamiento de varias enfermedades, especialmente las epilepsias, junto con la dieta cetogénica. El ayuno intermitente permite el organismo alcanzar un estado conocido como "cetosis", en el que el cuerpo quema las grasas almacenadas y se beneficia de ellas.

El cuerpo utiliza la glucosa, o azúcar, como fuente de energía. Las células del cuerpo no necesitan mucha energía para utilizar la glucosa, por lo que este es el nutriente principal. Sin embargo, las células también pueden usar otros nutrientes como proteínas y grasas para realizar sus funciones.

Al ayunar, ciertas vías metabólicas del cuerpo se activan para usar grasas almacenadas y proteínas para obtener energía y realizar sus funciones. Como resultado, el ayuno y la dieta cetogénica, que limita el consumo de carbohidratos, fomentan la quema de grasas.

El efecto termogénico de los alimentos hace que el cuerpo use más grasas y proteínas como fuente de energía, lo que hace que el cuerpo use más reservas de grasas para sus procesos, aumente su tasa metabólica y así perdamos peso.

Una de las hormonas más importantes para el control metabólico del cuerpo es la insulina, cuyo principal estímulo son los picos de glucosa en sangre después de las comidas, especialmente las ricas en hidratos de carbono. Las vías anabólicas son vías metabólicas que almacenan glucosa y promueven la formación de grasas (lipogénesis) y proteínas cuando aumenta la insulina.

Como resultado, al ayunar y reducir el consumo de hidratos de carbono, disminuimos los picos de insulina, lo que reduce la acumulación de grasa y el aumento de peso. Esto es muy beneficioso para personas con síndrome metabólico, diabetes tipo 2 y obesidad.

Por lo tanto, podemos ver que el ayuno intermitente tiene muchas ventajas porque actúa de varias maneras en el cuerpo.

Ciclo de alimentación y ayuno

La alimentación y el ayuno funcionan en un ciclo que comprende cuatro fases que atraviesa el organismo, donde el metabolismo trabaja de diferentes maneras de acuerdo a la cantidad de nutrientes disponibles, para proveer la energía necesaria para cumplir con las funciones del cuerpo.

1. La alimentación Las células del páncreas liberan insulina cuando comemos, cuya función principal es permitir que las células del cuerpo utilicen la glucosa de los alimentos para funcionar, y el exceso se almacena como energía para usar durante el período de ayuno. Este almacenamiento se produce en el hígado, el músculo y la grasa en el tejido adiposo.

Fase 2: Después de la absorción Después de seis horas de la última comida, los niveles de glucosa en sangre son muy bajos (junto con los de insulina), lo que activa hormonas "contrarreguladoras" como el glucagón y el cortisol, que trabajan para utilizar la glucosa almacenada en el hígado para obtener energía. La duración de estas reservas es de unas 24 horas.

3. Gluconeogénesis Después de 24 a 48 horas desde la última comida, las reservas de glucosa se agotaron, lo que permite que el cuerpo obtenga energía de otros nutrientes como grasas y proteínas. El hígado es esencial porque puede producir glucosa de estos otros compuestos y proporcionar energía para las funciones del cuerpo.

4. Cetosis. En un ayuno de 48 a 72 horas, los depósitos de grasa en el tejido adiposo comienzan a descomponerse para producir energía. Durante el ayuno, se producen los "cuerpos cetónicos", que son utilizados como fuente de energía.

Como resultado, podemos ver cómo el ayuno intermitente durante períodos cada vez más prolongados ayuda a quemar las reservas de glucosa y grasa del cuerpo.

Las ventajas del ayuno intermitente

perder peso y seguir en forma

El ayuno intermitente reduce el consumo de calorías porque come menos veces al día y comer menos equivale a perder peso. Para lograr este efecto, es importante evitar los "atracones", es decir, comer sin parar después del período de ayuno.

Al saltar las comidas durante el ayuno, el cuerpo utiliza las reservas de glucosa y grasas para generar energía, lo que resulta en la quema de los kilos adicionales y la pérdida de peso. El ayuno intermitente es ideal para mantenerse en forma si se lleva a cabo ejercicio y una dieta saludable.

Prevención del síndrome metabólico y la diabetes tipo 2.

Se trata de dos afecciones causadas por cambios en la regulación del metabolismo de los carbohidratos y la insulina, las cuales también aumentan el riesgo de enfermedades cardiovasculares como la hipertensión, los infartos y los accidentes cerebrovasculares.

El menor consumo de carbohidratos y los períodos de ayuno están relacionados con menores picos de insulina, regulación de sus niveles y sensibilidad de los tejidos del cuerpo a la acción de esta hormona, lo que mejora su función y reduce los picos de glicemia después de la alimentación.

Efecto antiinflamatorio en el cuerpo

Los hidratos de carbono procesados y refinados, que producen niveles elevados de glucosa e insulina, son algunos alimentos que pueden inflamar el cuerpo. Además, el sobrepeso y la obesidad son condiciones inflamatorias persistentes debido a la capacidad del tejido adiposo (grasa) acumulada para producir sustancias inflamatorias.

112

El ayuno intermitente mejora la alimentación, aumenta el consumo de nutrientes naturales, regula la glucemia y los niveles de insulina y ayuda a prevenir la inflamación.

Reparación de tejidos y células

Ayunar desintoxica al organismo al permitir que las células del cuerpo eliminen sus desechos, proteínas defectuosas y tejidos envejecidos en un proceso llamado "autofagia". Al eliminar las toxinas y los desperdicios del cuerpo, esto previene la aparición de enfermedades degenerativas como el cáncer y retrasa el envejecimiento. Además, este efecto mejora la capacidad del sistema inmunológico para prevenir enfermedades.

Controla la motilidad y funcionamiento del intestino.

La microbiota del tubo digestivo cumple funciones vitales, como producir vitamina K, absorber grasas y prevenir enfermedades. El ayuno intermitente mantiene el equilibrio de la microbiota intestinal, mejora las molestias intestinales, aumenta la absorción de nutrientes y previene la constipación.

Protección cardiaca

El ayuno intermitente beneficia al corazón y los vasos sanguíneos de varias maneras, incluida la pérdida de peso, una alimentación más saludable, efectos antiinflamatorios, prevención de la obesidad y mejora general de la salud.

ayuda a dormir mejor

Las hormonas que regulan el hambre y la saciedad se desregulan cuando cambia el patrón del sueño, lo que también conduce al aumento de peso y la obesidad. El no dormir lo suficiente causa ansiedad, estrés y altera la regulación del metabolismo.

El ayuno intermitente, que establece un horario de alimentación específico de acuerdo con el ritmo circadiano natural de tu cuerpo, puede ser beneficioso para los problemas del sueño al regular las funciones de tu cuerpo y restaurar su equilibrio hormonal y metabólico.

Reevaluar los hechos.

Es útil repasar los mitos, errores y efectos secundarios frecuentes del ayuno intermitente antes de decidir si es la opción correcta para usted. Este capítulo lo hará por ti. Al final, la mayoría de tus preocupaciones serán solucionadas.

El ayuno intermitente y sus ocho mitos

La información sobre el ayuno intermitente está plagada de mitos, pero también hay ciertos hechos. Aquí hay ocho falsedades sobre el ayuno intermitente y sus variantes.

Tu cuerpo entrará inevitablemente en un estado de hambre.

Realidad: un ayuno intermitente no te hará sentir inanición por siempre. Si saltas las comidas o haces intervalos más largos entre ellas, no morirás de hambre. Ayudará a tu cuerpo a memorizar cómo absorber los nutrientes.Te ayudará a desarrollarte.

MITO: perderás músculo durante este esfuerzo.

Realidad: Este mito es parecido al anterior. A menos que algo vaya mal o estés exagerando, tu cuerpo no perderá músculo ni entrará en el modo de inanición a través de la IA. El primer mito se ocupa de esta falsedad, haciéndola también una falsedad, pero la única causa de pérdida de músculo sería el hambre.

MITO: Si haces espacio entre comidas, probablemente comerás demasiado, lo que no es bueno para ti.

Realidad: Algunas personas pueden sentir el deseo de comer demasiado al hacer espacio entre comidas. No todos tendrán un consumo excesivo. Incluso aquellos que lo hacen al principio se darán cuenta de cómo avanzar en el futuro sin este instinto de comer demasiado. Al principio, su cuerpo los impulsará a comer en exceso porque no se darán cuenta de lo que están haciendo, pero siempre que mantengan el tamaño de las porciones prácticamente igual y no se atragan con los bocadillos, su cuerpo se ajustará y así lo hará su apetito.

MITO: Su metabolismo sufrirá una disminución significativa.

Realidad: Este mito también se explica en el Capítulo 12 de las Preguntas y Respuestas, pero el punto es que comer menos no significa que tu metabolismo se desacelere. Las personas que creen que este mito es cierto simplemente creen que el metabolismo se ralentizará con el tiempo si consumen pocas calorías. Estas personas, sin embargo, olvidan que la inteligencia artificial no necesariamente reduce las calorías en general. Métodos como el 20: 4 no permiten una ingesta calórica completa. En realidad, se trata de disminuir el consumo de calorías. ¡No hay restricciones en términos de calorías! Solo depende de la dieta del profesional y de la inteligencia artificial.

MITO: Solo aumentarás de peso si intentas saltarte las comidas.

Realidad: El tercer mito sobre el consumo excesivo de alimentos se basa en la misma lógica. Aumentarás de peso si se atiborra entre comidas, pero con el AI, casi nadie se atiborra continuamente. Para que no se atiborra de respuestas constantemente, cualquiera que lo intente sin éxito se dará cuenta de lo que es. Cualquier persona que no se dé cuenta de que sus esfuerzos para comer no funcionan porque su peso no mejora pronto se dará cuenta de que algo anda mal. Saltar las comidas nunca conduce a la pérdida de peso. Solo significa que aquellos que evitan comer o consumen demasiado cuando es hora de comer no tendrán los efectos deseados.

MITO: En un viaje rápido, literalmente no se puede comer nada.

Este mito es en realidad parcialmente cierto y parcialmente falso. Solo se aplican técnicas como las 12:12, 14:10, 16: 8 y 20: 4 que requieren un ayuno y una comida alternada a lo largo del día. Para el método 12:12, por ejemplo, debe pasar doce horas en ayunas y doce horas comiendo. Durante ese período de 12 horas de ayuno, no comería ni consumiría calorías. Sin embargo, hay diferentes formas de alternar entre los días entre el ayuno y la comida. ¡Esos métodos permiten comer durante el ayuno! A pesar de que puedes sentirte contradictorio al leer estas palabras, no debes comer nada en un instante. En realidad, la mayoría de los métodos que tienen días completos de ayuno permiten la ingesta calórica, siempre y cuando esté limitada al 20-25% de la ingesta normal. Por lo tanto, incluso si sigue usando métodos como el 5: 2, días alternos, comer-parar-comer y crecer, aún puede consumir alrededor de 500 calorías durante los días en que ayuna, ¡y eso será muy beneficioso!

MITO: Solo existe un método para hacer la IA correcta, y ese método es realmente el mejor.

De hecho, este mito es completamente falso. No hay una forma correcta de practicar el ayuno intermitente, y parte de la belleza del AI es que hay tantos métodos diferentes, lo que significa que cada uno que se acerca al AI probablemente tenga unas cuantas opciones diferentes para elegir. De manera similar, diferentes tipos de personalidad y cuerpo serán atraídos por diferentes métodos, dependiendo de las habilidades y objetivos de cada persona.La adaptabilidad, la flexibilidad y la autocorrección son términos de inteligencia artificial. No hay un método "mejor" para luchar que funcione para todos.Una vez que lo hayas encontrado, haz lo que te parezca correcto y se adapte a tu vida, y practícalo todo lo que puedas. Eso es más factible y posible.

MITO: No es común ayunar de esta manera.

El ayuno intermitente es más natural que comer tres comidas completas al día. Nuestros impulsos evolutivos están más relacionados con esta forma de comer. De vez en cuando, es mejor descansar de los alimentos para que nuestros cerebros, corazones, células y sistemas digestivos se recuperen. Como aprendió en la introducción, el ayuno intermitente se ha practicado desde el principio de la humanidad. En la actualidad, solo existen mitos como este que dan la impresión de que la inteligencia artificial es peligrosa, extranjera y insalubre. Todos los animales se benefician de los períodos de ayuno, y los humanos no son diferentes. Recuerda que somos animales y que existe inteligencia artificial en nuestra naturaleza. ¡Procede con esa comprensión y confianza!

Los Errores Más Comunes Y Las Formas De Evitarlos

Debido a la cantidad de personas que han intentado el ayuno intermitente, no hay razón por la que debes cometer los errores más frecuentes. Aquí hay cuatro de los errores más frecuentes y cómo evitarlos.

¡Asegúrate de que estás rompiendo correctamente rápidamente! Muchas personas cometen el error de comer rápidamente una porción grande o una porción de su comida favorita o algo alto en calorías. Sin embargo, romper rápido no debe ser un evento apresurado, lleno o reflexivo. romper rápido, especialmente si ha pasado mucho tiempo desde que comió, debe ser lento y respetuoso con la comida y su cuerpo. ¡No coma demasiado de inmediato ni consuma muchas calorías! Tu cuerpo no desea ni requiere tal tratamiento. Comienza con algo pequeño o come lentamente a través de una porción grande para que tu cuerpo pueda adaptarse sin dolor o calambres. Para evitar cometer este error común, sea reflexivo y no te apurse.

¡Asegúrate de no desperdiciar la comida! Debido a que sus días ya están ocupados y no tiene sentido no comer todo el tiempo, algunas personas optan por un ayuno intermitente. Para empezar, las personas a veces eligen pequeñas áreas para comer, especialmente porque suelen comer poco cada día.¡Tenga cuidado de no perder tiempo para comer, especialmente para aquellos que toman este tipo de opciones! Puede parecer que puedes trabajar para siempre y dejar de comer cada vez más tarde, pero en ocasiones, puedes presionarlo hasta que el espacio para comer haya desaparecido por completo y tu cuerpo no te lo agradecerá. Se consciente de cuándo y cuándo debe comer. Respeta el tiempo que puedes darle a tu cuerpo: salud, nutrición y energía.

¡No intentes demasiado a la vez!. Algunas personas intentan ayunar mientras hacen dieta o se ejercen mucho, ¡y se preguntan por qué no tienen energía! Las personas que buscan un estilo de vida de alta intensidad como este se adaptan mejor a planes como 5: 2 (¡asegurarse de no hacer ejercicio en esos dos días de ayuno!).Pero aún así, estas personas no deben estresarse demasiado con el ayuno intermitente. Si está intentando hacer las tres cosas (dieta, ayuno y ejercicio), y nota que su nivel de energía está disminuyendo, su estado de ánimo cambia o quema su vientre, puede ser el momento de reducir uno de esos elementos. ¡Haz menos ejercicio! ¡Come tanto como puedas! ¡Intente aumentar el número de calorías! El conocimiento artificial no se trata de hambre, y nunca debe llegar an eso a menos que se haga correctamente y con intenciones saludables. Recuerda esto a medida que continúas viajando.

¡No te rindas demasiado pronto!Las personas generalmente se rinden antes de que termine la primera semana. Se sienten frustrados por el hambre y creen que nunca verán resultados. ¡No te dejes engañar con esta mentalidad! Recuerda la capacidad de tu voluntad. ¡Ay! Avanza durante la primera semana y espera los resultados. En ocasiones, no llegan tan rápido como esperabas, pero esto no implica que no lleguen. Intenta durar la primera semana antes de solucionar los problemas y elegir otro método, incluso si ve que su método no funciona. Incluso después de cambiar de método, aquellos que no están satisfechos intentan pasar dos semanas antes de rendirse por completo. Podría ser el último día de dos semanas en el que su cuerpo comience a mostrar resultados, pero nunca se sabe. Mantenga una mentalidad concentrada y una mirada clara de sus objetivos.

¡Supera cualquier obstáculo y firme con tus esperanzas y comportamiento! El triunfo llegará con el tiempo.

¿Es Posible Perder Peso Haciendo Un Ayuno Intermitente?

Perderás peso si evitas comer demasiado y mantienes un déficit calórico. A menos que compenses los períodos de ayuno con comidas grasas y azucaradas. Puede pasar: un patrón alimentario de este tipo no te dice necesariamente qué comidas puedes o no comer. Según algunos estudios, el ayuno intermitente (si se hace correctamente) puede prevenir la diabetes de tipo 2 y reducir las calorías. Durante el período de comer, el cuerpo también aprende a procesar los alimentos mejor y de forma más eficiente.

El método 16/8 y el entrenamiento de fuerza combinado (tanto con el propio peso como con otro peso) pueden reducir más grasa que el entrenamiento de fuerza solo. Sin embargo, los sujetos de los estudios investigados a la fecha no mostraron signos de aumento muscular. No se recomienda este tipo de dieta a personas con diabetes o tensión alta, así como a mujeres embarazadas o en periodo de lactancia. Recuerda que debe consultar con un nutricionista profesional o un médico antes de modificar su dieta.

No Podemos Rechazar La Comida Rápida Por Varias Razones.

Muchos descubrimientos de neurociencia recientes son en realidad secretos comerciales estándar de supercadenas como McDonald's sobre los efectos de los alimentos en nuestro cerebro y cómo tomamos decisiones sobre la alimentación. Con tantos servidos, deben estar en algo. Aquí hay siete cosas que saben y deberían saber:

1. El azúcar provoca adicción.

Desde las bebidas hasta el ketchup, los panecillos para hamburguesas y las papas fritas, casi todo en el menú de McDonald's tiene algo de azúcar. Debido a que el azúcar es adictivo, McDonald's sabe que la mayoría de las personas pagarán más por un refresco. Además de desarrollar una dependencia fisiológica y psicológica de la cocaína, también puede desarrollar una dependencia del azúcar.

El azúcar produce atracones, abstinencia y antojo, según investigaciones recientes. Los investigadores prohibieron que las ratas comieran durante 12 horas, luego les dieron acceso ilimitado an alimentos y agua azucarada durante un breve período, y luego les quitaron la comida y el azúcar. Repitió esta rutina durante varias semanas. Cuando se les dio acceso al azúcar, las ratas formaron un ciclo de atracones y con el tiempo aumentaron su ingesta al doble de lo que comenzaron. Cuando los investigadores dejaron de dar azúcar a las ratas o les dieron un bloqueador de opioides, que previene la euforia bloqueando algunos de los efectos placenteros en el cerebro, las ratas mostraron signos de abstinencia como temblores corporales y castañeteo de dientes.

Los batidos de frutas McCafe, que tienen más azúcar por porción que Coca-Cola, son uno de los nuevos productos que McDonald's ha agregado recientemente a su menú. Con tanta azúcar, el eslogan de McDonald's: nos encanta probablemente tenga razón.

2. el impulso de la comodidad.

El hecho de que pueda ir a casi cualquier ciudad del país y encontrar un McDonald's en cinco minutos de haber conducido aumenta la probabilidad de comer compulsivamente. Durante las últimas epidemias de adicción a la cocaína y la heroína, se ha observado una mayor disponibilidad y asequibilidad de estas sustancias.

Parte de la razón por la que la conveniencia tiene tanto impacto en nosotros es porque tenemos muy poco control sobre nuestros impulsos. Mientras que algunos de nosotros somos más propensos a ceder ante la tentación, otros somos más capaces de resistirla. Al interferir con la corteza prefrontal, la región de control de impulsos del cerebro, la actividad de la dopamina en el núcleo accumbens, el centro de recompensa del cerebro, puede afectar la capacidad de toma de decisiones.

Los receptores de dopamina2 (D2) son los más cruciales para la alimentación compulsiva, pero la dopamina tiene cinco tipos distintos de receptores, numerados del 1 al 5. Los estudios de imágenes muestran que menos receptores D2 corresponden an un índice de masa corporal más alto para los participantes obesos. Es más probable que coman compulsivamente cuando tienen menos receptores D2; se vuelve aún más difícil resistirse a sobredimensionar su comida.

3. La comida de valor se beneficia de la economía del cerebro.

Los precios bajos alivian la angustia de perder el dinero que tanto le costó ganar. Cuando dos fuerzas opuestas intentan influir en usted, las decisiones se vuelven difíciles; en este caso, gastar dinero versus comer. La corteza orbitofrontal del cerebro es donde se evalúan los beneficios y los gastos de una decisión. Según las imágenes cerebrales, perder dinero puede hacer que su cerebro haga las mismas cosas que cuando se golpea el dedo del pie.

Perder dinero es doloroso. Sin embargo, McDonald's puede evitar este problema poniendo un precio an un sándwich más bajo que el periódico dominical. Esto ayuda a compensar el dolor del filet mignon de 40 dólares que pagó la noche anterior. Obtiene una comida gratificante en McDonald's sin el dolor de perder dinero. Hacen que tu cerebro tome decisiones fáciles.

4. Nuestro cerebro prefiere las cosas ricas en calorías.

Como sugiere Jonah Lehrer en "The Frontal Cortex", nuestros cerebros evolucionaron durante una época en la que los alimentos eran escasos, por lo que nos volvimos expertos en elegir alimentos que contenían calorías.

En un experimento reciente, los investigadores utilizaron ratones modificados genéticamente que no tenían receptores de azúcar y no podían detectar la dulzura en los alimentos. Luego, los investigadores dieron a los ratones acceso a dos dispensadores de agua: uno con agua azucarada y otro con agua normal. Al principio, los ratones no mostraron preferencia por el agua azucarada; sabía como el agua normal. Sin embargo, después de varias horas, los ratones solo bebían agua azucarada del dispensador. Los investigadores dieron a los ratones agua endulzada con sucralosa (como Splenda) para asegurarse de que disfrutaran de las calorías pero no pudieran distinguir el sabor. No fue aceptado por los ratones.

Los científicos descubrieron que los ratones liberaban dopamina en respuesta al agua azucarada, aunque no podían saborearla. Sin embargo, en respuesta al agua regular o sucralosa, los ratones no liberaban dopamina. Incluso si tienen el mismo sabor, nuestros cerebros pueden distinguir entre alimentos ricos en calorías y alimentos dietéticos.

5. La velocidad es adictiva.

Las drogas tienen diferentes niveles de potencial adictivo según la velocidad a la que llegan a su cerebro. Antes de llegar al cerebro, las píldoras deben tragarse, descomponerse en el estómago, ingresar al tracto digestivo y luego absorberse en el torrente sanguíneo. La recompensa llega poco después de tomar el medicamento. En segundos, la heroína se inyecta directamente en su torrente sanguíneo y se dirige a su cerebro. La asociación se fortalecerá cuanto más cerca pueda emparejar un estímulo con una recompensa.

De manera similar, la comida rápida satisface el hambre rápidamente. Ni siquiera necesita salir de su vehículo para recoger una Big Mac. Puede tomar su primer bocado mientras conduce a casa en dos minutos después de hacer su pedido en el drive-thru. Es difícil que una sartén se caliente lo suficiente para freír en ese tiempo. Cuanto antes tenga la hamburguesa en la mano, más pronto podrá liberar en su cerebro una mezcla de sustancias químicas gratificantes.

6. La marca gusta a los cerebros.

McDonald's hace que fluya su jugo cada vez que escucha su tintineo, al igual que Pavlov pudo hacer que un perro salivara al sonido de una campana. Pavlov demostró que si un perro tocaba una campana antes de darle comida, la campana misma despertaría su apetito.

McDonald's ofrece una experiencia constante en todo el país. Los empleados recitan saludos escritos, el menú tiene la misma apariencia y las paredes tienen las mismas imágenes y logotipos. Cuanto más consistente sea la experiencia, más fuertemente asociará los Arcos Dorados con la comida que sigue en su cerebro.

La dopamina, una molécula que se libera cuando experimentas algo que disfrutas, es el químico de recompensa del cerebro. Sin embargo, uno de los aspectos brillantes del cerebro es su capacidad para aprender y hacer predicciones basadas en experiencias pasadas. Las neuronas de dopamina aprenden a dispararse siempre que aparece una señal, incluso antes de que se dé la recompensa, cuando el cerebro aprende que una señal específica está relacionada con una recompensa. La dopamina no solo te recompensa; te alienta a buscar el placer de nuevo. Su cerebro comienza a preparar la recompensa tan pronto como ve la señal. El placer incluye la anticipación. ¿Quiere papas fritas con eso?

7. McNuggets mejora la memoria.

En un estudio reciente, los investigadores dieron a los niños nuggets de pollo en un recipiente sin marcar o en un empaque de McNuggets. No es sorprendente que los niños prefierieran comidas alegres. Según la investigación en neurociencia, los recuerdos relacionados con la comida, no solo el sabor, son responsables de una gran parte del placer de comer.

En un estudio de imágenes cerebrales llamado Pepsi Challenge, Read Montague de Baylor College of Medicine les dio a los participantes una prueba de sabor a ciegas de Pepsi y Coca-Cola mientras estaban en un escáner de resonancia magnética. Ambos refrescos, Coca-Cola y Pepsi, causaron actividad cerebral en la corteza prefrontal ventromedial, una región relacionada con el placer y la recompensa. Sin embargo, los sujetos cambiaron de opinión cuando se les dijo que estaban bebiendo Coca-Cola. Actualmente, el 75% prefirió Coca-Cola. Su actividad cerebral también cambió. Se observó una actividad en el hipocampo, una zona del cerebro esencial para la formación de la memoria, lo que sugiere que beber Coca-Cola, en lugar de un refresco genérico, despierta sus recuerdos de Coca-Cola.

De manera similar, comer un McNugget no solo sacia tu apetito por el pollo (y el pegamento que lo mantiene unido), sino que también te recuerda tu infancia, el fantástico juguete de Transformers que recibiste en tu Happy Meal y la primera vez que eras lo suficientemente grande. para solicitar 10 piezas en vez de 4 piezas.

¿Cuál es nuestra opción?

Todos sabemos, como el llamado de las Sirenas, que la comida rápida es mala para nosotros, pero ¿quién de nosotros puede resistir? Una idea es conocer la historia de Ulises y cómo logró escapar de las Sirenas. Para que no pudiera cambiar de dirección y dirigirse hacia las llamas, obligó a su tripulación an atarse al mástil antes de que pasaran junto a ellas. Sus llamadas lo atraían a medida que se acercaba. Incluso si significaba la muerte, decidió rendirse y seguir su canción, y le pidió a su tripulación que lo desatara. Rechazó su pedido y lo ató con más fuerza, esperando su debilidad. Su ayuda lo ayudó a sobrevivir.

Intente hacer un trato con un amigo si quiere romper con su hábito. Aunque no necesitan atarlo a su silla, sí pueden aplicar sanciones por sus acciones. Por ejemplo, si se derrumba, donan dinero an una organización que desprecias. De esa manera, usted es responsable de sus valores y de su comunidad.

Los diez alimentos que pueden causar inflamación

10 alimentos que causan inflamación: una lista de alimentos que debes evitar Autor: Lacey Baier en Salud y Bienestar La inflamación es un proceso corporal que puede causar estragos y enfermedades. Esta publicación revelará diez alimentos que provocan inflamación. Se le enseñará qué alimentos deben evitarse y cómo elegir las mejores opciones para un estilo de vida saludable.

Diez alimentos que causan inflamación proporciona una vista aérea de alimentos envasados que pueden causar inflamación en el cuerpo.

En la actualidad, hay una gran cantidad de publicidad que promueve un estilo de vida saludable. Estoy muy feliz de que las mareas estén cambiando en esta dirección, y, como saben, ¡estoy definitivamente en la ola!

En el mundo de la alimentación saludable, "inflamación" es una de las palabras más utilizadas. Y por una razón justificada.

Amigos, verán que la inflamación corporal puede ser dañina.

10 minutos de salsa de ensaladilla hecha en casa

✕

Para empezar, diré que la respuesta inflamatoria an una lesión es natural y necesaria porque ayuda al cuerpo a repararse. Pero, ¿qué ocurre cuando no sufre daños?

La inflamación de la que estoy hablando es esa. La inflamación causa enfermedades e inflamación, lo que te hace hinchado y aburrido.

En resumen, la inflamación persistente que se extiende por todo el cuerpo es perjudicial. Y lo que come realmente puede tener un impacto significativo en el proceso inflamatorio.

Está aquí porque le gusta comer bien y está trabajando para crear un estilo de vida saludable. Examinemos la inflamación y cómo evitar alimentos inflamatorios.

¿Cómo causan la inflamación los alimentos grasos?
Certas enfermedades, como la diabetes, el Alzheimer y la depresión, están relacionadas con la inflamación crónica. También puede causar la acumulación de placa en las arterias, lo que puede causar derrames cerebrales y enfermedades cardíacas.

En términos científicos, los alimentos específicos pueden influir en los marcadores inflamatorios del cuerpo, como la proteína C reactiva en la sangre. Los azúcares procesados, por ejemplo, pueden desencadenar una respuesta inflamatoria. La ingesta excesiva de azúcar causa inflamación y enfermedad persistentes.

La respuesta inflamatoria de la que hablo se mantendrá con una dieta que incluya los siguientes alimentos, entre otros que discutiremos:

Las grasas trans, como la margarina carne procesada, como salchichas y tocino.
alimentos fritos
Alimentos que contienen azúcar refinada
Las pasas con sabor a yogur, que son un alimento inflamatorio debido al azúcar agregado y los ingredientes artificiales, se ven desde arriba.

BENEFICIOS DE CONSUMIR ALIMENTOS NO INFLAMATORIOS PARA LA SALUD

¡Hay muchos beneficios, amigos! Por eso es tan agradable comer de esta manera. Estos resultados merecen el esfuerzo, y te harán sentir más energético y concentrado.

Comer frutas y verduras proporciona nutrientes antiinflamatorios a su cuerpo. Los omega 3 ayudan an equilibrar las inflamaciones en el cuerpo.

La ingesta de grasas no saludables disminuye al comer alimentos limpios en lugar de alimentos procesados y grasos. Los alimentos que contienen antioxidantes, como los cereales integrales, los frijoles y las lentejas, ayudan a reparar el daño celular y tisular.

Las nueces y otras proteínas no cárnicas son menos inflamatorias

Una vez que comience a comer de manera más saludable, sus deficiencias de vitaminas desaparecerán.

Para demostrar los ingredientes no saludables que se agregan a los pasteles de calabaza comprados en la tienda en diez alimentos que pueden causar inflamación, mano sosteniendo un pastel de calabaza preparado de la tienda.

¿Los alimentos inflamatorios pueden ayudar a perder peso?
Sí, la inflamación crónica y la incapacidad del cuerpo para perder peso están relacionadas. No solo eso, sino que comer alimentos inflamatorios causa hinchazón, dolor en las articulaciones, dolor de cabeza y una serie de otros problemas que no queremos.

Es normal que vayan de la mano porque el azúcar, que es alto en la escala de respuesta inflamatoria, causa inflamación y aumento de peso. Los alimentos que contienen calorías vacías (como las papas fritas, los refrescos y las carnes procesadas) aumentan la producción de ácido del cuerpo, lo que también causa inflamación.

Lo ayudará a reducir la inflamación mediante la alimentación saludable, el seguimiento de mi plan de comidas antiinflamatorias de cinco días y el consumo de abundante agua. Te sentirás bien equilibrado y conseguirás el peso que buscas.

¿LOS CACAHUETES SON INFLAMATORIOS?

Los cacahuetes no están listados como alimentos altamente inflamatorios. De hecho, las nueces, incluida la maní, son una alternativa saludable y recomendada a las papas fritas, la carne roja, los cereales refinados y otros alimentos procesados.

Vista lateral de una taza de café, que no se considera un alimento inflamatorio según Diez alimentos que causan inflamación.

¿EL CAFÉ ES INFLAMATORIO?

El café no provoca inflamaciones. De hecho, los polifenoles, que son conocidos por disminuir la inflamación, son componentes antiinflamatorios del café. Recuerde que la forma en que prepara su café hace la diferencia. Omita el blanqueador de café procesado y el azúcar procesado y agregue un poco de leche de almendras.

¿Los lácteos tienen efectos inflamatorios?

La caseína es una proteína presente en la leche y el suero. Un producto lácteo está compuesto por el 80% de caseína y el 20% restante de suero. La caseína es difícil de descomponer en el sistema digestivo y, como resultado, puede causar tensión, lo que puede causar problemas digestivos e inflamación. Solo dos de los síntomas de una respuesta

inflamatoria a los lácteos son hinchazón
y gases.

Una caja de huevos blancos se menciona
en diez alimentos que causan
inflamación; los huevos son
inflamatorios para algunas personas
pero no para otras.

¿Los huevos son inflamatorios?
Según los estudios, los huevos tienen el
potencial de alterar la respuesta
inflamatoria del cuerpo. El hecho de que
la respuesta pueda ser tanto
proinflamatoria como antiinflamatoria
es lo intrigante aquí. Las personas
pueden experimentar efectos diferentes
de los huevos y su consumo. En pocas
palabras, la investigación indica que los
huevos pueden provocar inflamación
dependiendo de factores como el peso y
la presencia de enfermedades. Y si la

respuesta es positiva o negativa, estos factores cambiarán.

En cuanto a los huevos, preste atención a su cuerpo y evite comerlos si causan hinchazón.

Mis Pensamientos Sobre El Ayuno La Verdad De La Ciencia

Cuando las personas me preguntan cuál es mi secreto para perder peso tan rápidamente, les digo que simplemente dejo de comer. Su comportamiento varía desde la burla hasta el excepticismo.

Algunos se echan las manos a la cabeza y dicen que hacer esto es malo para mí, mientras que otros son conscientes del ayuno gracias a alguien que les ha hablado de este tema.

Este capítulo sobre los mitos del ayuno se creó para que puedas responder a las preguntas que siempre tienes y que te impiden comenzar tu ayuno con confianza y seguridad.

Debes tener en cuenta que no todos están de acuerdo con el Ayuno Intermitente, y cuando menciones que lo practicas, como ha sido mi caso, puedes esperar una variedad de reacciones.

Por lo tanto, esta información servirá como una protección contra cualquier comentario externo que pueda hacer que dude de su decisión de mantener un ayuno.

Si estás leyendo este libro es porque un interés, una intuición te ha llevado a mí.

No pierdas esta curiosidad, has tomado una dirección diferente a la mayoría, cosa que respeto y admiro.

Reforza tus creencias positivas sobre el ayuno y ten en cuenta que nada ni nadie puede impedir que tus deseos se conviertan en realidad; la única persona que puede boicotearte eres tú mismo/a.

Aquí están algunos de los mitos contra el ayuno que se han vuelto más populares entre sus detractores:

1. Siempre tendrás un mal humor. Aunque comenzar una dieta implica cambiar sus hábitos, esto no causará un desequilibrio emocional; en cambio, lo hará sentir más fuerte.

No he experimentado episodios de mal humor diferentes a los que ya eran comunes en mi experiencia personal, y los estudios científicos niegan que el ayuno provoque irritación.

Al decidir ayunar por voluntad propia y completar exitosamente tu primer ayuno, demuestras a ti mismo/a que tienes más poder y autocontrol del que creías.

Aumenta la confianza en sí mismo, el estado de ánimo, la alerta, la claridad mental y la reducción del estrés acumulado durante el día.

Además, el desayuno te libera de muchas horas de cocina que puedes dedicar a cosas más interesantes, como seguir tu afición favorita, leer algún libro que te enseñe algo nuevo, aprender una actividad que siempre has querido hacer, etc.

2. Tendrás que aumentar de peso. Muchas personas creen que cuando llegan las horas en que sí pueden comer, comerán con ansia y en grandes

cantidades al estar tantas horas sin comer durante el ayuno.

Quizás uno de cada diez experimente esto, pero no es común porque el ayuno enseña a nuestro estómago a comer menos.

Después de 30 días, ayunar se convierte en un hábito automático, como ducharse o lavarse los dientes, sin tener que sacrificar nada.

El ayuno te ayuda a controlar tu apetito y a perder grasa, lo que hace que bajar de peso sea fácil.

Debido an esto, el ayuno se considera hoy en día una de las formas más naturales y efectivas de perder peso.

3. Al no comer, tu metabolismo disminuye. El ayuno acelera el metabolismo, según estudios científicos tanto en humanos como en animales.

El estrés del sistema nervioso se activa al ayunar, lo que activa el modo de supervivencia en el cerebro.

De esta manera, podemos encontrar la comida que nuestro cuerpo necesita de manera más consciente.

Es una adaptación evolutiva que se remonta a nuestros antepasados prehistóricos. Como cazadores recolectores durante millones de años, pasamos por periodos de ayuno obligatorios porque no teníamos siempre comida disponible.

En dietas con pocas calorías y pocas calorías, se come poco y se pierde peso fácilmente, pero corres el riesgo de sufrir el efecto rebote, que es tan desagradable.

Sí, este tipo de dietas ralentizan nuestro metabolismo y, cuando volvemos a comer como antes, recuperamos fácilmente el peso perdido e incluso ganamos algunos kilos extra.

Esto no ocurre con un ayuno intermitente porque la cantidad de calorías consumidas diariamente disminuye y el cuerpo se adapta con el tiempo an esta reducción de calorías.

4. Estás perdiendo músculo. Si estás levantando peso en el gimnasio y deseas aumentar tu masa muscular, es posible que tengas miedo al ayuno porque la gente normalmente come más cuando intenta ganar músculo.

Los estudios que combinan el ayuno con el deporte han dado muy buenos resultados.

Los voluntarios que ayunan antes del ejercicio no solo pierden más grasa, sino que también desarrollan más masa muscular que los voluntarios que comen antes del ejercicio.

En el tercer capítulo del libro, dedico un capítulo exclusivo an este tema, así que si estás interesado, puedes comenzar a leerlo.

Es largo tiempo sin consumir alimentos, se experimenta hambre y se experimenta una sensación de jaqueca. Si, no y es capaz. Al principio, por falta de costumbre, las horas sin comer pueden parecer eternas, pero es cuestión de tiempo para acostumbrarse a la sensación de estómago vacío.

En realidad, el apetito es lo que provoca esta sensación en el estómago. Esto se debe a nuestra falta de educación alimentaria.

Todos tenemos hambre, una necesidad fisiológica, y el apetito es un fuerte impulso instintivo, como cuando vemos un helado de chocolate o una tarta que nos gusta en el escaparate de la pastelería.

Los primeros días de ayuno pueden causar un pequeño dolor de cabeza a algunas personas.

Esto se debe, una vez más, a la falta de costumbre porque estamos reduciendo nuestro consumo de calorías y también a la deshidratación.

Al ayunar, dejamos de comer alimentos durante un tiempo determinado y tenemos que compensar el agua que contienen esos alimentos.

En estos casos, beber más agua es la solución más rápida y efectiva para evitar ligeros mareos o dolores de cabeza.

Soy diabético de tipo 6. Muchas personas con diabetes creen que no pueden hacer ayuno intermitente, pero esto no es cierto en todos los casos.

El ayuno, siempre supervisado por un médico, ha demostrado ser una herramienta útil para mantener bajo control los niveles de glucosa en sangre de los diabéticos.

Los pacientes con diabetes Tipo 2 que han incluido el ayuno en su dieta han logrado reducir su suministro de insulina a largo plazo, e incluso eliminarla por completo en muchos casos.

Con el tiempo, seguramente surgirán más mitos, ya que la imaginación humana es infinita y las excusas que llegamos an inventar por miedo a lo desconocido también son infinitas.

A donde te diriges es el resultado de quién quieres ser mañana, y donde estás ahora es el resultado de quién eras hasta hoy.

Nota: Una vez le pregunté a mi padre por qué decidió tenerme a mí, su hijo, pocos meses después de casarse, a pesar de haber disfrutado de su recién estrenado matrimonio durante un tiempo.

Su respuesta fue tan genial como sencilla: "Hijo mío, tenerte fue algo que deseábamos hacer y no nos costó nada tomar esa decisión". Seguramente no estarías aquí hoy si nos hubiéramos parado a pensar en todos los inconvenientes e incomodidades que suponía tener un bebé en aquel momento.

Lo mismo ocurre con cualquier decisión que suponga un cambio significativo en tu vida: debes estar tan seguro/a de lo que quieres que ni siquiera te pares a pensar en cuánto tiempo o esfuerzo te costará conseguirlo.